JN185067

ONE FILE ENDO の臨床

根管を１本のファイルで形成するために

Single File Preparation

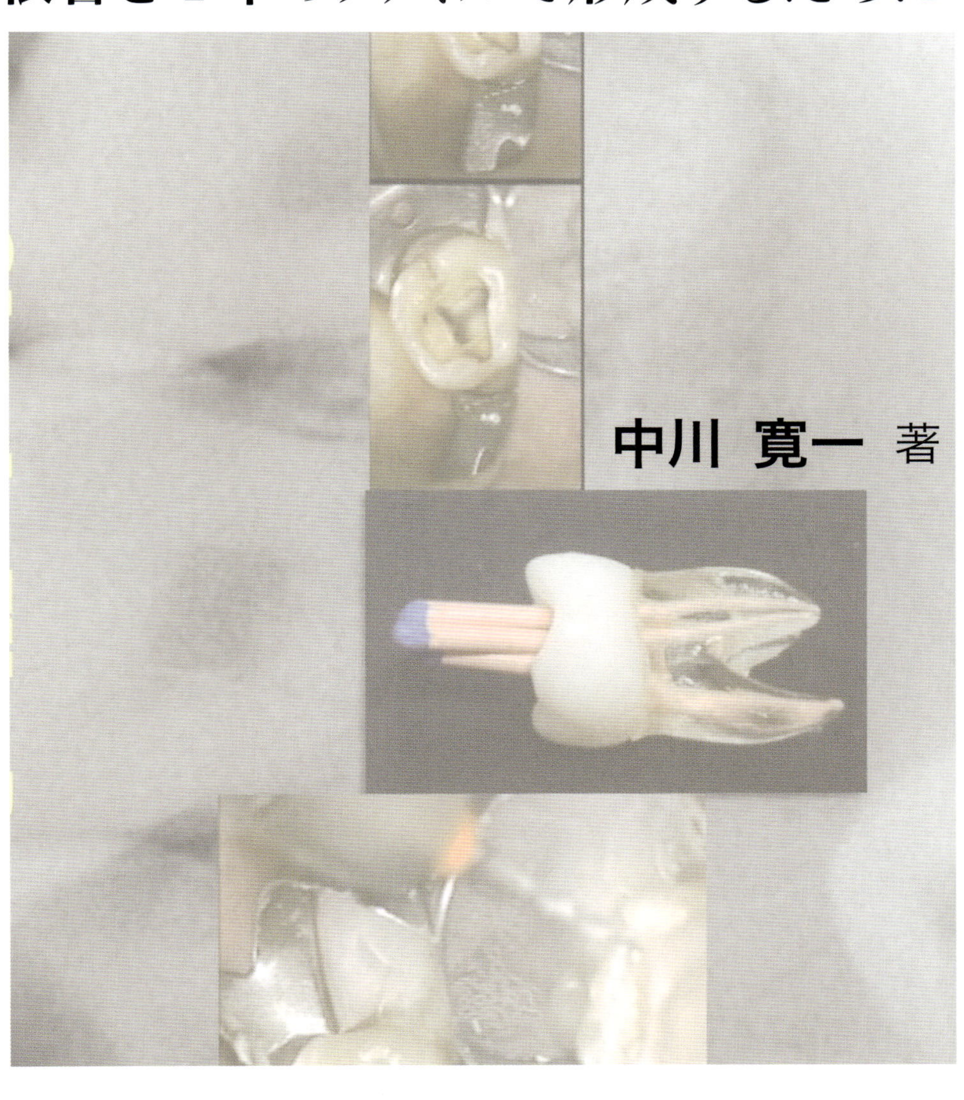

中川 寛一 著

医歯薬出版株式会社

This book was originally published in Japanese
under the title of :

WAN FUAIRU ENDO-NO RINSHO
KONKAN-WO IPPON-NO FUAIRU-DE KEISEISURUTAMENI

(Single File Preparation for Modern Endodontics)

NAKAGAWA, Kanichi
Pacific Endodontic Research Foundation JAPAN
White Dental Clinic

ISHIYAKU PUBLISHERS, INC.
7-10, Honkomagome 1 chome, Bunkyo-ku,
Tokyo 113-8612, Japan

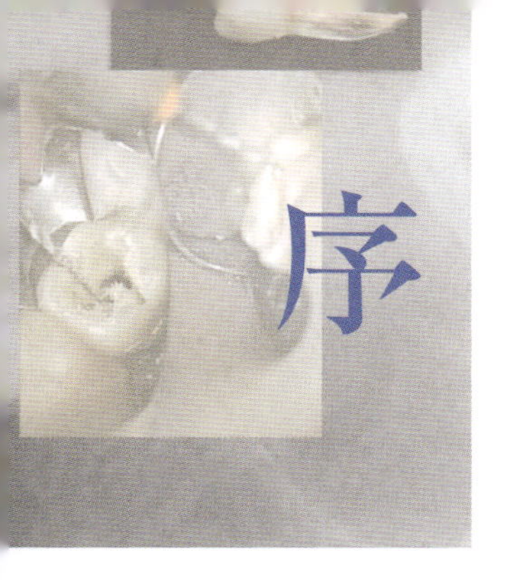

序文

根管を1本のファイルで形成するために

歯内療法処置，ことに根管処置では拡大・清掃・消毒・充填といった処置の流れのなかに，決して外すことのできない器械的形成のための小機器がある．

根管は細く，彎曲している．根管充填のためには，根管を所定の大きさに拡大することが必要である．一般的に根管拡大，形成にあたってはリーマー，ファイルをサイズの小さなものから，順次太いサイズへとアップし形成を行う．

この場合，根管の経路を確保し，その後の根管充填法に従った形態を根管に与える方法が拡大・形成に求められる．これらの操作は，従来ステンレススチール製のリーマーやファイルによって行われてきたが，しなやかさと弾性を有するNiTiファイルの登場によって，ここ数年根管形成の概念は大きく変化した．ファイル素材の改良，形状の改良，そして根管内での動きをコントロールすることによって1本のファイルによる根管形成をも可能とするに至った．また個々のファイルに適応した根管充填システムが登場し，NiTiファイルによる歯内療法は根管処置における体系化されたシステムとしてその地位を確立しつつある．

しかしながら，すべての根管に対して一律同様な術式で対応することは困難であり，そこには守るべき基本と機器の特徴を生かした術式の修得が必要である．

この新たなシステムの臨床手技と関連事項を整理し，根管形成における新たなマイルストーンとしての位置づけが望まれる．

本書では，筆者と所属するクリニックにおいて実際の臨床に取り入れ，ここ数年間にわたって良好な成績を得ているワンファイルエンドシステムについて解説する．現状において，もはや根管形成においてこれらなしでは先に進めないと感じるほど臨床的な使用感触はすこぶる良好ではあるが，ファイル使用前の診断，根管経路の探索とガイド形成など前準備の可否がすべてに優先することを忘れてはならない．スーパーファイルは存在しない．

平成29年3月

中川 寛一

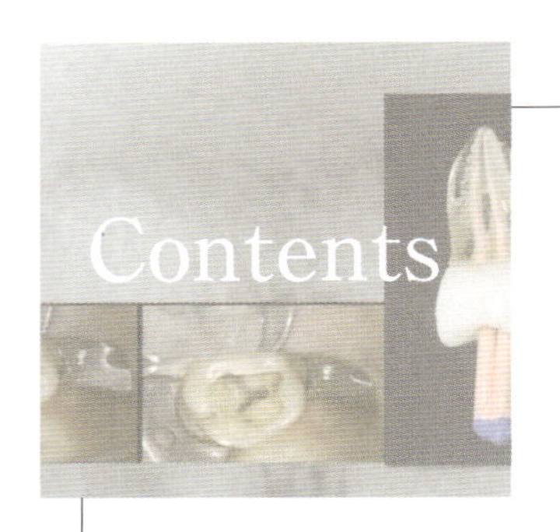

ONE FILE ENDO の臨床

—根管を１本のファイルで形成するために—

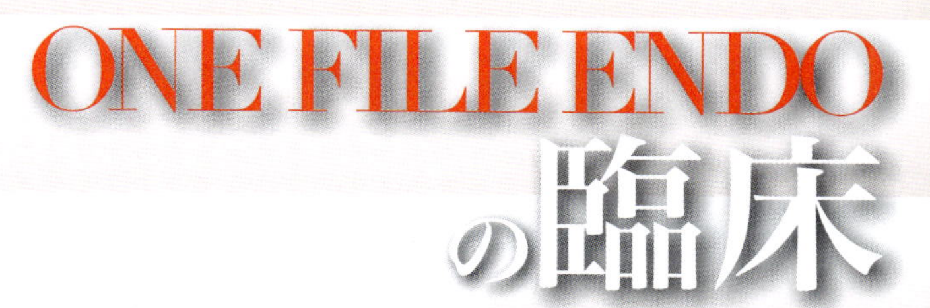

根管を１本のファイルで形成するために

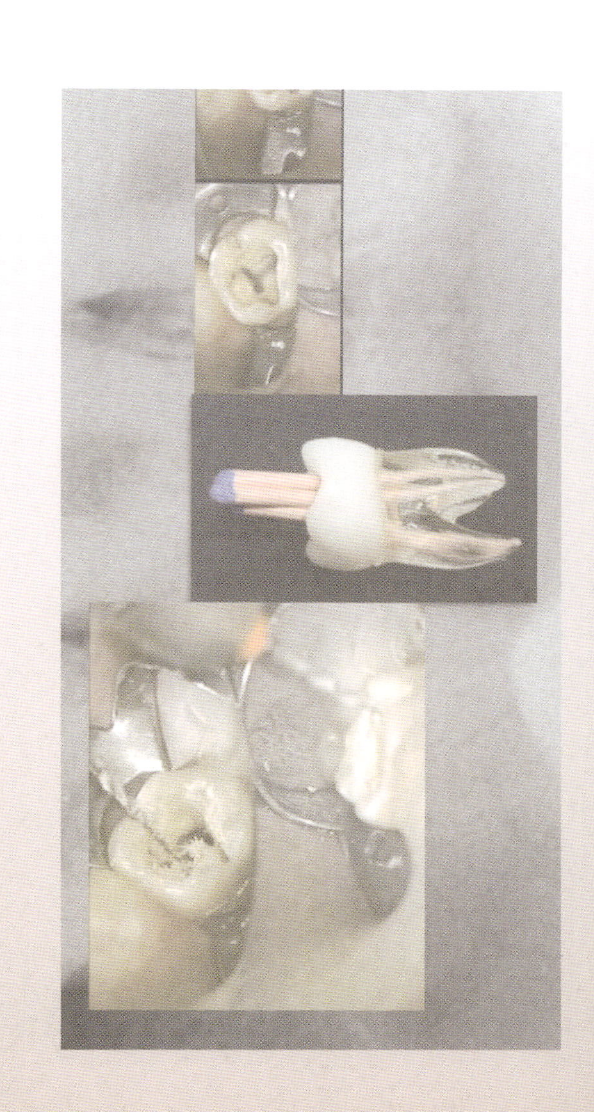

リーマーや，ファイルの国際規格（ISO）では，1mm あたりの直径増加率は 0.02mm（02 テーパー）である．根管充填法を基準とした場合，側方加圧根管充填法ではアピカルストップの位置から根管口に向かって 05 テーパーが，垂直加圧根管充填法では根尖から 08 テーパーが必要とされる．これは，前者においてマスターポイントと根管壁との間にスプレッダーを挿入し加圧するとともにアクセサリーポイントを順次挿入し圧接するためのスペースを確保するために，後者においては加温軟化されたガッタパーチャポイントに流動を与え，かつ根尖孔部において流動を制御するために必要とされる．このように根管に付与する形態は根管充填法によって異なるものではあるが，基本的には根尖部の封鎖方法，根管成形修復材の応用方法に基づくものであり，根管本体に与える形態には共通性がある．1967 年，Schilder は根管充塡のために五つの基本的な形態を根管に与えることを提唱した（図 1）．これらは，根管の解剖学的な形態を温存しつつ充塡を適切に効率よく実施するために必要な事項について述べれられている．

この形成後の根管系に要求される条件を，実際の NiTi ファイルによる根管形成に則って考えると以下のようである．

① 根尖部より開拡部に至る連続したテーパーであること．

② 連続する根管の断面は，根管口部を最大とし根尖部での径が最小となるような形成であること．

①，②では根管に与えるべきテーパーについて触れ，根尖部を基準として連続性をもった形態を与えることを推奨している．このことは，手用ファイルによる根管形成の難しさを指摘するとともに，既定テーパー（predefind taper）の根管への付与が基準となっている NiTi ファイルによる根管形成の優位性を示す基準ともなっている．

③ 根管形成によって既存の根管系に対して充塡時に流れが生じるような多面的な形成であること．

加温軟化ガッタパーチャ法による根管充塡では，根管の彎曲を面の集合として捉

Chapter 1
本当に煩わしい 根管形成

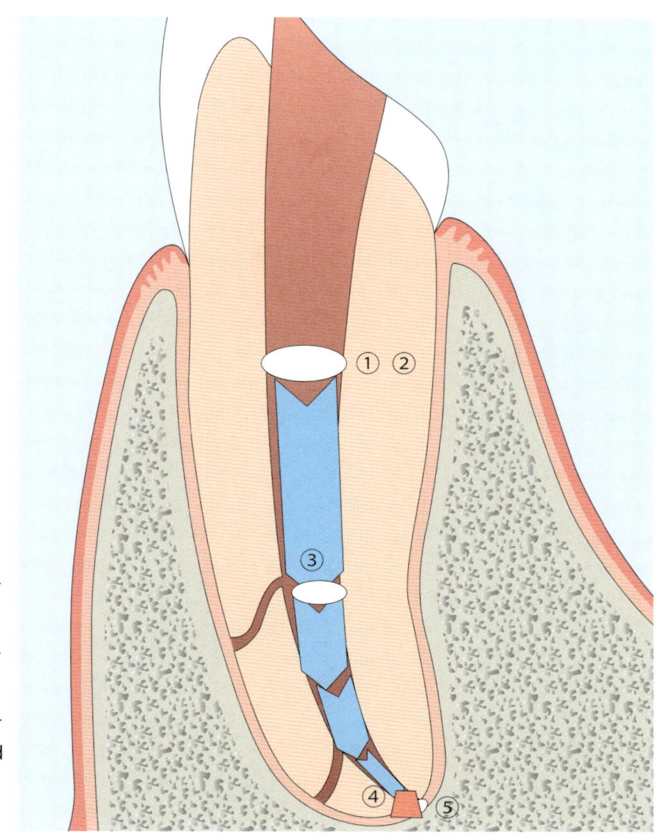

図1　Schilderの5原則と根管に与えられる基本形態
多くのNiTiファイルでは，術式に従って形成を進めることにより，ファイルのテーパーが根管に付与される（既定テーパー；predefind taper）.
①〜⑤は，本文中の①〜⑤に対応.

え，加圧による充塡材の流れが滞ることのないように配慮する必要がある．さまざまな形態を有する根管に対して優れた追従性を有するNiTiファイルでは，二次元的な面としての根管系彎曲のみならず，3次元的な根管経路の推移に対しても有効な切削手段となりうる．

④ 根尖孔部を既存の位置より移動させないこと（図2）.

根管形成にあたって根管壁に与えるテンションが部分的に強いと選択的な切削が行われ，形成の均一性が損なわれる．特に彎曲根管に対する根管形成でこの傾向が強く，根尖孔では直線化に伴って根尖孔の移動が生じる．さらにNiTiファイルでは特徴とされる根管への追従性が負の効果として現れ，スリット形成，キーホール形成といったその後の根管治療に反応しないデッドスペースをつくる結果となりやすい．オーバーインスツルメンテーションの回避，根尖孔付近での長時間のファイル回転の維持を避けるべきである．

このことは現行のNiTiファイルにおいて根尖孔が大きく，彎曲の強い根管に対して，同ファイルによる根管形成の適応を制限する結果となっている．これに対して，最近リリースされたWave・one® GOLD，RECIPROC® blueでは太いサイズにおいてもしなやかさが保持されており，適応の拡大が期待される（Chapter 6 図3参照）.

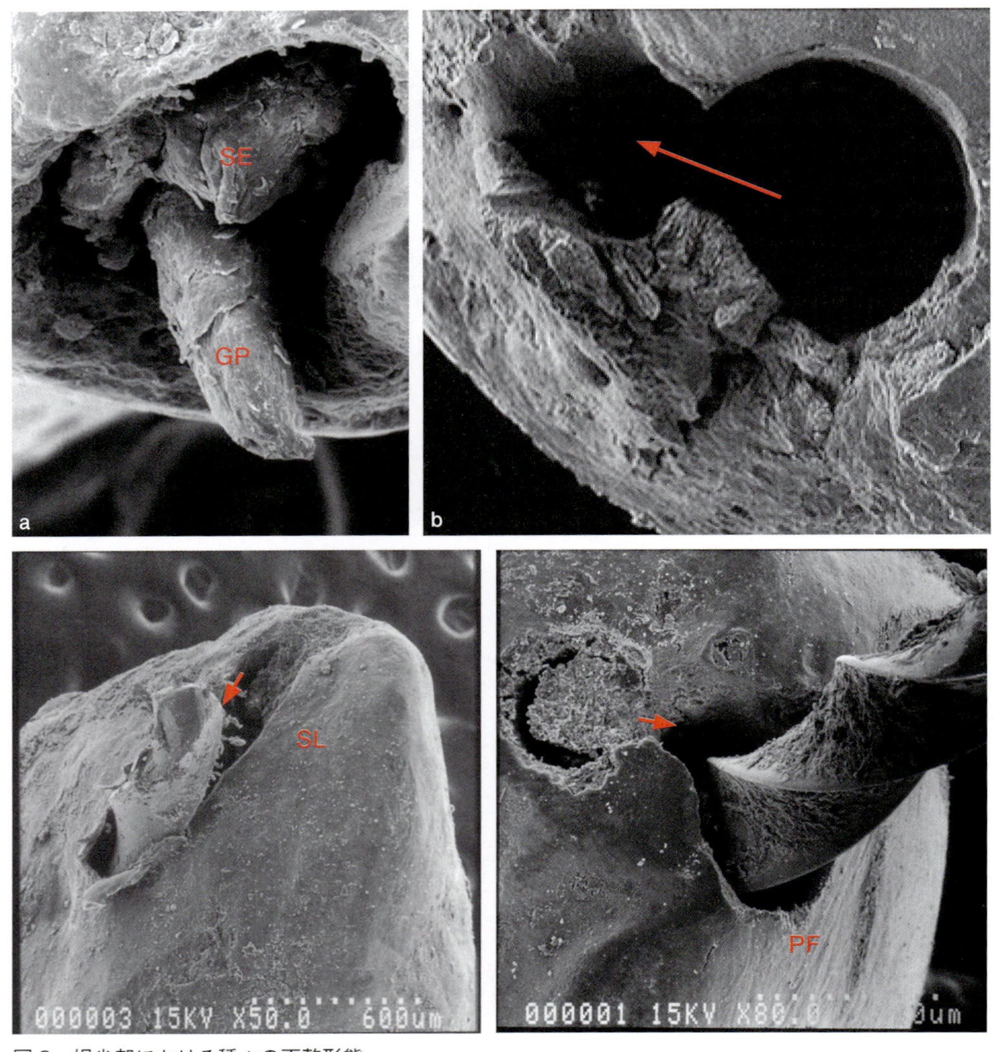

図２　根尖部における種々の不整形態

a. 根尖部におけるガッタパーチャポイントの突出と封鎖不全.

GP：ガッタパーチャポイント　SE：根管シーラー.

b. 根尖部に彎曲を伴う根管では作業長を超えた形成によって根尖孔の移動が生じる（矢印）.

c. 根尖孔の移動（矢印）によって生じたスリット（SL）.

d. 根尖部の穿孔（PF）は根管の直線化によって生じた.

⑤ 根尖孔を可及的に小さく保つこと.

根尖孔を可及的に小さく維持することは，根尖部で成形修復材に接する歯髄，あるいは歯根膜組織の接触界面を狭小なものとするうえで優位であり，治癒を良導するうえで重要である.

これらを要約すれば，連続したテーパー状の形成が既存の根管系に沿ってなめらかに行われることが望ましいことになる．このような根管形態を形成後に根管に与えられる最終的なテーパーとして 5/100 に求めると，1 mm ごとのステップバック操作を必要とする．根管口－根管中間位－根尖孔とファイルを進めるために，根管にガイド形成を行い，ゲーツバーによる中間位までの拡大，そして根尖部の形成と接続させて根管をなめらかに仕上げ根管形成を終了するまでには，サイズの異なる

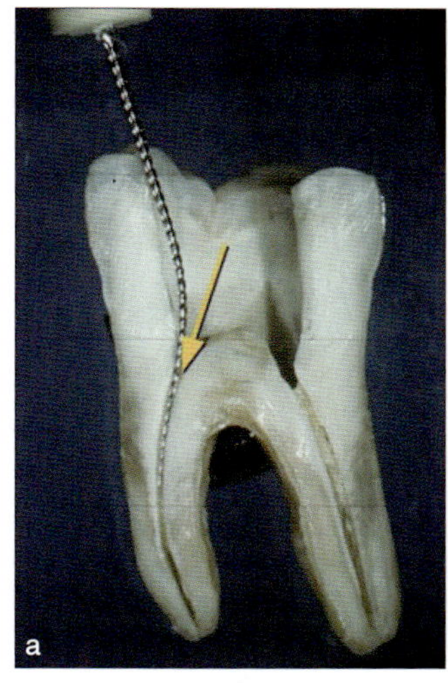
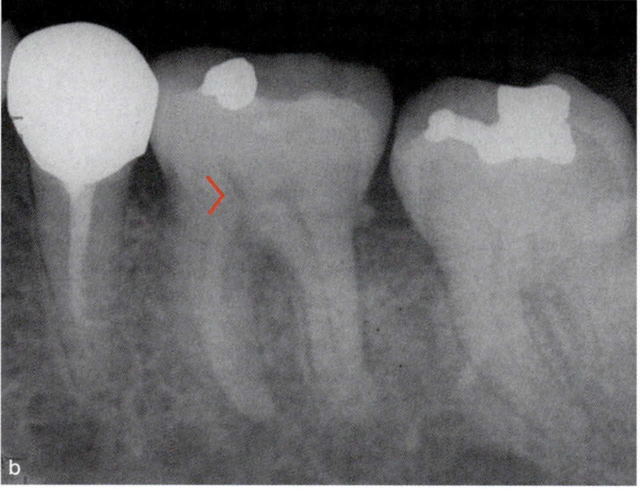

図３　エンド三角（cervical delta）は根管口部における障害因子である
a. 根管への直線的な進入を阻害する（ファイルに過度のテンションがかかる）.
b. エックス線的に示される髄室壁の髄床底へのはり出し，さらなる加齢変化によって天蓋と髄床底が接近し，H 状のシルエットを示す.

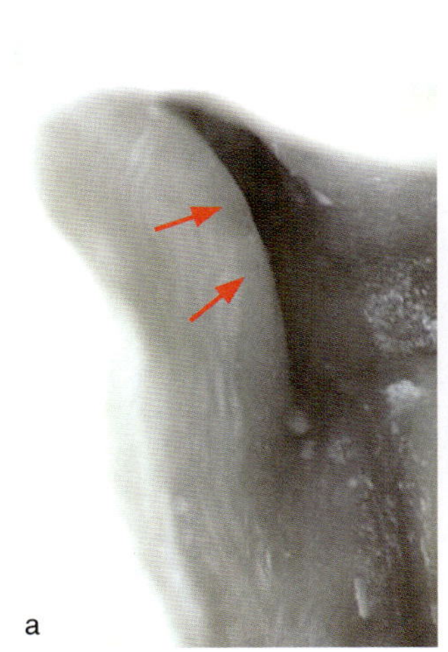
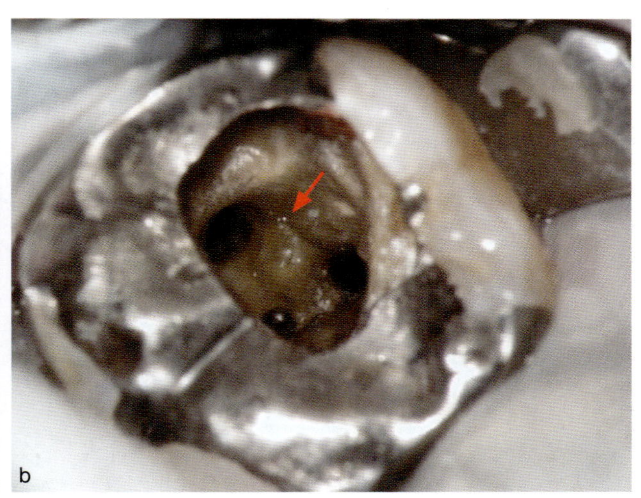

図４　バットレス
a, b. 髄室内へのせり出しを示す．強いアンダーカットにより，根管口の位置が不明瞭となる.

およそ 15 本以上の機器と数十ステップの機器操作が必要とされる．ここで実際に根管形成において形成を修飾する因子をみると以下のようである．

(1) 根管口 – エンド三角（図３）

Cervical delta（エンド三角）は，大臼歯のエックス線所見において根管口部に張り出した髄室象牙質によって根管口部が狭窄するとともに，根管上部 1/2 における擬似的な根管彎曲を形成する．齲蝕や加齢変化によっても生じる髄室形態の変化である．

根管形成においてファイルに過度の規制がかかるため，根管口に対して彎曲の外彎側を切削することにより根管の直線化をはかる．

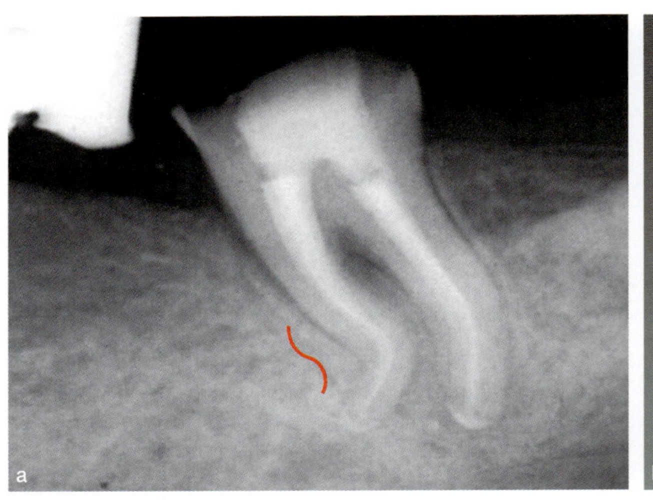

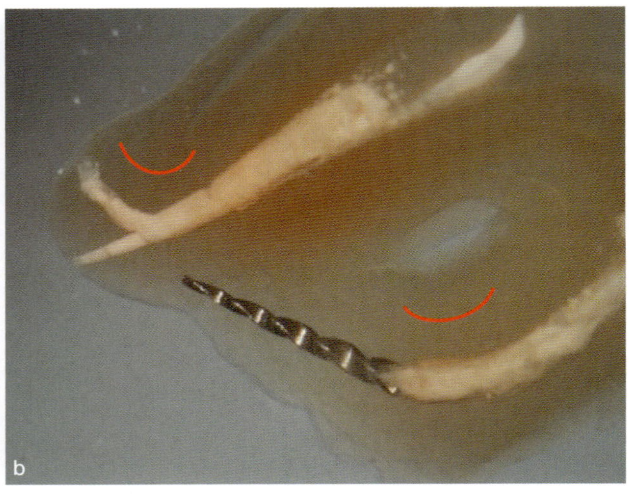

図５　Ｓカーブと J カーブ
エックス線的には平面的な変化も，実際は，さらに３次元的な変化を伴っている．

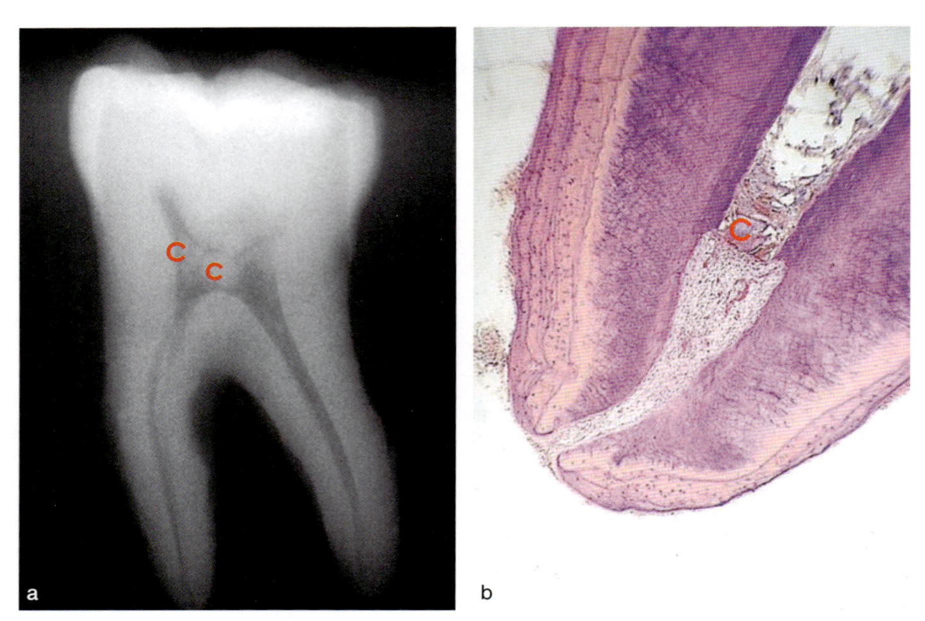

図６　髄室内の石灰化物と根管内の硬化
a. 髄室内の石灰化物（象牙質瘤：C）は髄室開拡，根管口の明示に障害となる．
b. 根管内の石灰化と根管の変化は，ファイルの進行を阻害することが多い．

(2) バットレス（図 4）

Cervical delta（エンド三角）に対して髄室の近遠心面への立体的な張り出しを示す．主壁に対して直角方向に突き出した壁で，髄室に対して強いアンダーカットを形成することが多い．髄床底との間は狭く根管口探索の障害や規制の原因となる．

(3) J カーブ・S カーブ・L カーブ（図 5）

根管口下，根尖孔まで根管は，種々の原因によって彎曲を示す．根管 1/2 付近での緩やかなカーブ，全体的なカーブ，そして根尖孔付近での急激な変化である．特に L カーブは位置的にもファイルに与える規制が強く，パスファインディングが困難であることやファイルの拘束による破断の原因となりやすい．

（4）石灰化（図 6）

歯髄内での遊離石灰化物や根管壁への石灰沈着は，根管の狭窄を招く．前者では閉塞が，後者では根管壁の粗造化によって根管探索の際のファイルのスムーズな進行を妨げ規制の原因となる．

このように臨床で遭遇する根管内のさまざまな事象は根管形成のスムーズな進行の障害となるばかりか，根管形成自体を実に煩わしく手間のかかるものにする．さらに付随して生じる偶発事故も看過できない．

根管は，歯頸部における狭窄を通過すると 2/100 程度のテーパーで緩やかに根尖部に向かってその直径を減じていく．もちろん加齢変化，齲蝕の位置などによる二次象牙質の添加，根管内での石灰化物の形成もあって，その形態は修飾されることが多い．根管形成にあたってファイルの通過障害となる領域は，根管口，根管 1/2 から根尖側 1/3 の部位における彎曲の遷移点である．さらに症例によっては，解剖学的根尖と生理学的根尖孔の大きな不一致（図 1）がパスファインディングを阻害する．グライドパスによる根尖孔への到達性を調べてみると，かなりの高率でパスを取ることが困難な症例が存在することに驚かされる（表 1）．

ステンレス・手用ファイルによる根管形成では，直線化と段階形成がキーポイントとなる．従来の根管形成では根管口部～根管上部 1/2 の形成を優先し，次いで根尖部－中間領域を形成して両者の接続形成を行うことが望ましいとされる．特に彎曲根管では，開拡窩洞から根管口，そして根管口部の狭窄（cervical delta；エンド三角）を中心に外彎側への形成を行うことによって直線的な経路を確保することが重要である（straight line access）．残った根尖部の彎曲は，根尖から段階的にファイル径を減ずることと細かな作業長の短縮によって不正形態の発現を避けつつ形成を行う（serial step back）．

一方，ファイル自体がしなやかで弾性に富む NiTi ファイルは，根管への追従性が確保される．そのため，ほとんどのファイルで根管上部から根尖部に向けて段階的に形成を行うクラウンダウン法が採用されている（図 2）．NiTi ファイルによるクラウンダウン法が手用ファイルによるそれと大きく異なる点は，ファイル先端の号数を減ずることによって段階形成→テーパー仕上げを行うのでなく，あらかじめファイルに与えられたテーパー（既定テーパー；predefined taper）を根管に与えることである．テーパーの大きなファイルから小さなファイルへと切削領域を根尖孔に向けて下げることにより，連続的な形成が可能となる．

NiTi ファイルによるクラウンダウン法では，根管形成の最終段階を除いてファイルの先端を使用しない．根管に挿入されたファイルは，側面の接触を増加させな

Chapter 2

根管の形態とファイルによる切削

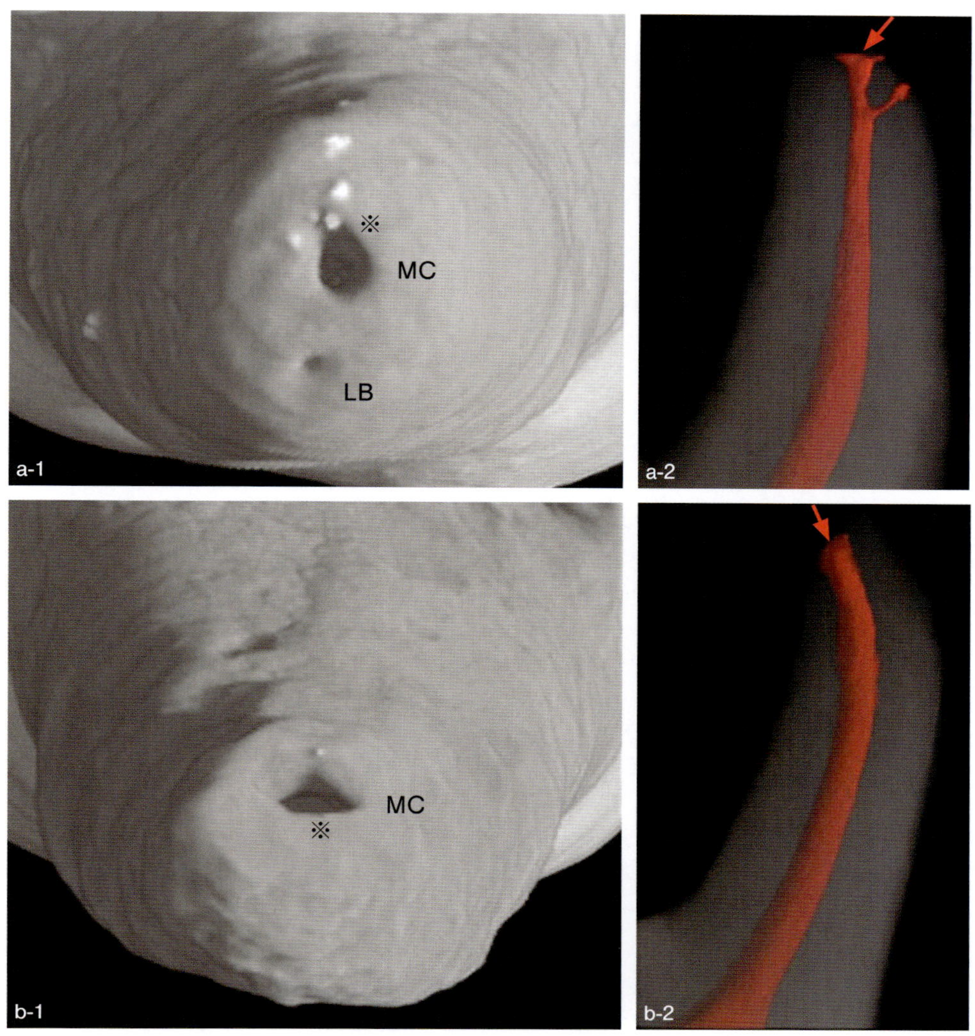

図１　解剖学的根尖と根管の開口（上顎第一大臼歯口蓋根の例）（※：根尖孔を示す）
比較的直線状の歯根形態を示す口蓋根であっても，解剖学的根尖と根尖孔とは一致しない．この所見は表１に示されるグライドパスによる根尖孔への穿通の可否に現れている．また歯根表面の観察による副根管の発現状況においても，単純な根管形態がむしろまれであることが確認される．
（画像提供：山田雅司博士）（山田，中川ほか，2008.[1]）

表１　根端孔の穿通・非穿通

上顎第一大臼歯（88 歯）		
	穿通	非穿通
遠心頬側根 08# K file	71.6%	28.4%
近心頬側根 08# K file	61.4%	38.6%
口蓋根 15# K file	79.6%	20.4%

上顎中切歯（121 歯）	
15# K file	
穿通	95 歯（78.5%）
非穿通	26 歯（21.5%）

上顎第一大臼歯，中切歯の抜去歯を髄室開口し，根管を拡大することなしに，それぞれのファイルでグライドパスを試みた．根尖孔までの経路が確保され，穿通が確認されるものの比率を示した．

表２　歯種別の副根管発現状況（中川ほか，1999.[2]を改変）

抜去歯の歯根表面を清掃し，根面に開口する副根管の発現率について検討した．単純に開口部のみ計測したもので根管との交通は確認されていない．

歯種（上顎）	あり	なし	検体数
中切歯	51.1%	48.9%	131
側切歯	20.1%	79.9%	101
犬歯	39.6%	60.4%	96
第一小臼歯	32.7%	67.3%	52
第二小臼歯	19.4%	80.6%	31
第一大臼歯	62.7%	37.3%	102
	MB 46.3%		
	DB 38.4%		
	P 48.8%		
第二大臼歯	47.1%	52.9%	53
	MB 34.6%		
	DB 31.7%		
	P 25.0%		

歯種（下顎）	あり	なし	検体数
中切歯	29.5%	70.5%	78
側切歯	30.3%	69.7%	89
犬歯	17.2%	82.8%	58
第一小臼歯	34.8%	65.2%	46
第二小臼歯	29.0%	71.0%	38
第一大臼歯	62.3%	37.7%	106
	M 49.5%		
	DB 40.1%		
第二大臼歯	53.0%	47.0%	66
	MB 32.6%		
	D 29.8%		

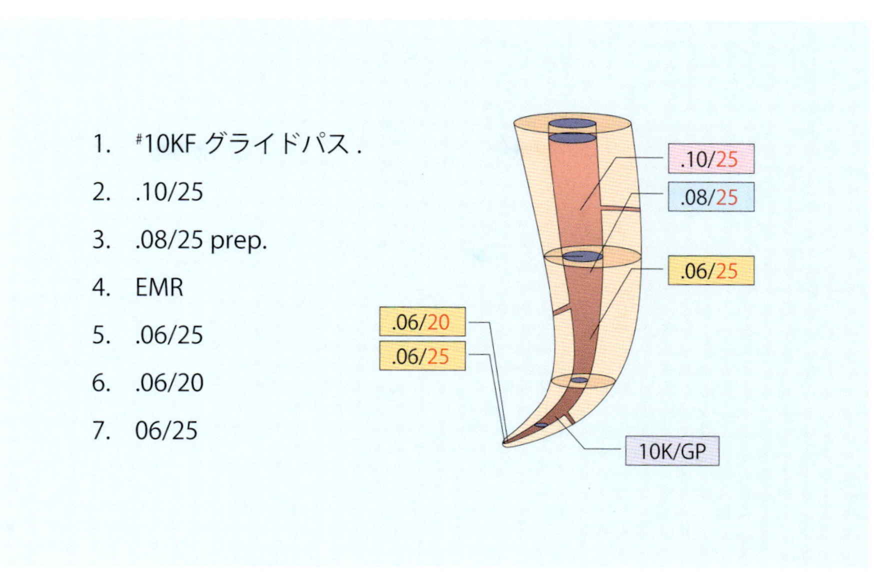

図２　NiTi ファイルによる根管形成手順の例
根管経路の確認後，根管上部をテーパーの大きいファイルで形成し，順次根尖に向かって形成を進める．この場合は，最終形成号数を .06/25 としている．形成途中で切削抵抗が大きくなった場合，先端号数をさげるか，テーパーを小さくする．

がら根尖に向かう．ファイル先端と根尖孔が一致すれば形成は終了し，根尖孔は選択されたファイルの先端径に拡大される．したがって，NiTi ファイルによる根管形成では，①作業長の設定と②根尖孔径を確認するすることが術式上のポイントとなっている（図２）．実際の形成における作業長や根尖孔の問題については後述したい．

NiTi ファイルによる根管形成に共通なことは，作業長を適切な apical control zone に求めることである．多くの NiTi ファイルでは，ファイルの形態を根管に移すため，いくつかのサイズの既定テーパー（predefined taper）が提供されているが，その基準は根尖部の最終形成号数とテーパーにある．また，これらには形成後の根管形態を基準とした根管充填システムがあり（matched tapered cone technique），その根尖封鎖のクオリティは根尖部におけるガッタパーチャポイントの適合と根管シーラーの性状に委ねられている．

一方，NiTi ファイルに積極的に根管を開削し経路をつくることや，閉塞した根管を穿通する能力を期待することはできない．また，このような使用法はファイルの破断につながる．現在臨床に供されている NiTi ファイルは，そのいずれもが根尖孔までの経路が確保されていることを前提に根管を根管充填が可能な形態に形成するシステムである．

NiTi ファイルによる根管形成の基本術式には，根尖経路の確保のために開拡窩洞，straight line access，グライドパス，プレカーブ，ターンアンドプルモーション，file patency などといったキーワードがある．

① 開拡窩洞（access cavities）（図 1）

開拡窩洞の設定には，歯面からみた場合の一般的な根管口の位置を的確に理解すること，齲蝕などによる二次的な象牙質添加による髄室形態の変化に対して的確に対応することが必要である．また前歯部であれ臼歯部であれ，開拡窩洞を通じて根管口が明示できていること，特に大臼歯においては開拡窩洞を通じて最低二つの根管口が直視できる必要がある．また，窩洞から根管口へのアプローチの際に，強い抵抗を感じることなくファイルが挿入できることが最低条件である．必要十分な大きさが確保されず，ファイルに対して窩洞窩縁や根管上部でファイルにすでに強い規制が加わることは，さらに下部へのファイル挿入に大きな障害となる．

② Straight line access（根管上部の直線形成）（図 2）

開拡窩洞から根管中間位までは，ファイルは直線的に挿入されることが望ましい．

Chapter 3

根尖孔へ――パスファインディング

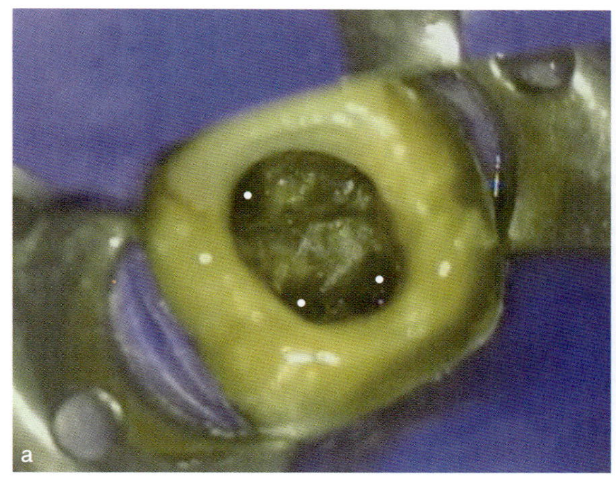

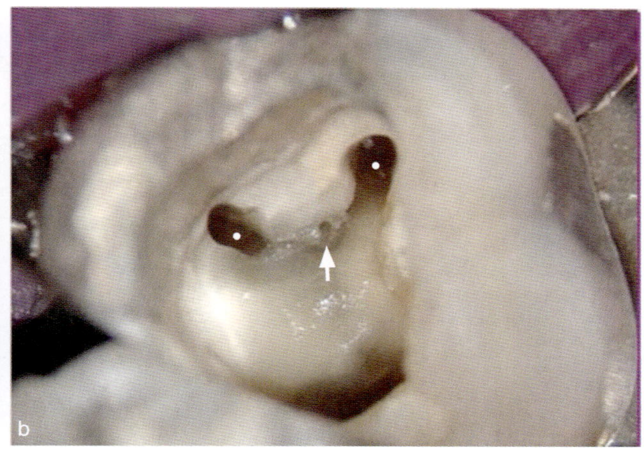

図１　開拡窩洞

a. 開拡窩洞からは少なくとも２か所以上の根管口が明示できるようにする.

b. 当初の根管口から直線化をはかるために外彎側への形成が終了した状態. 頬側中間位にもう一つの根管口を認める（白矢印).

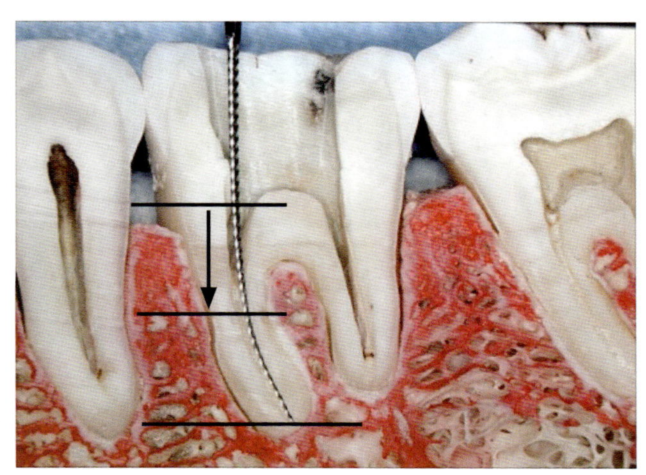

図２　Cervical delta（エンド三角）の削去と直線化

たとえば大臼歯における彎曲根管の遷移点は，根管口－根尖孔を基準とした場合，その中間位にある．彎曲の程度はエックス線写真上でのいわゆる cervical delta(エンド三角)，根管口部における狭窄の程度に左右される．したがって，中間位までの直線形成の確保にあたっては，cervical delta を中心に外彎側を選択的に形成することによって，垂直的なファイルの落とし込みをはかる．

最終的には，咬合面に対して垂直にファイルが挿入されることが望ましい．

③ グライドパス（ファイルの非回転刺入）

根管探索の段階でファイルに不用意な回転運動を与え揉み込むようなファイル操作は，彎曲部を中心にステップやレッジをつくりやすい．#10K ～ #15K と EDTA ペーストを併用して根尖に向かって抵抗を強く感じるところまでファイルを滑らせる．しかしながら，先に示したようにこの操作によって根尖まですべての歯種・根管で有効なパスが確保できるとは限らない（Chapter 2 の表 1 参照)．

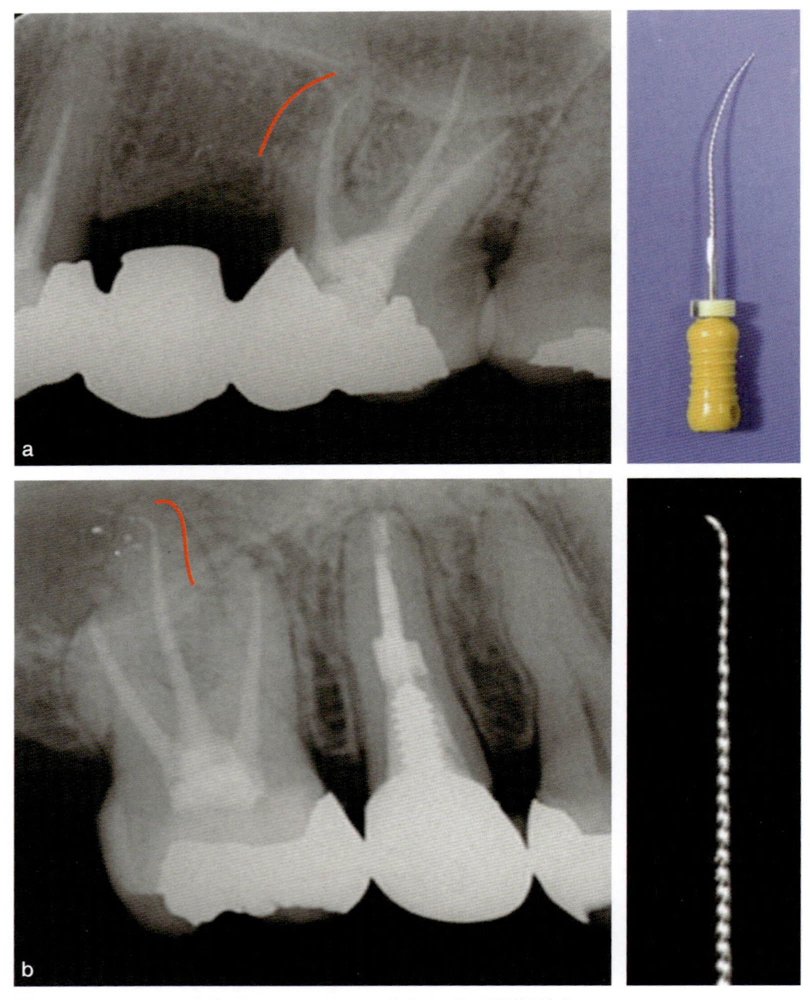

図3　Body curve（a）と apical curve（b）による根管形成

④ プレカーブ（ファイルによる根管探索）

ステンレス鋼製のファイルでは，①根管に対するファイルの追従性を確保する，②根尖部における根管の彎曲に対応しパスを確保するために，あらかじめファイルを根管の彎曲に合わせて曲げる操作を行うことがある．この操作は根管の彎曲の状態によって選択される．歯根全体の彎曲に対応する body shaping と根尖部における根管探索（apical shaping）とでは，ファイルに与える彎曲の程度とその与え方が大きく異なる（図3）．いずれの場合も根管口の処理を適切に行い規制を解放したうえでの処置が原則である．

⑤ ファイルモーション

根管内における手用ファイルモーションには，いくつかの種類がある．積極的に根尖へのパスを探るための動きとして，リーミング，ターンアンドプル（図4），ウオッチワインディングが知られているが，リーマーやファイルの根尖方向への無理な揉み込みは根管へ不整形態を与えたり，破断の恐れがあるなど注意が必要である．

ファイルの根尖方向への加圧と引き抜きによって根尖へのパスを探るターンアン

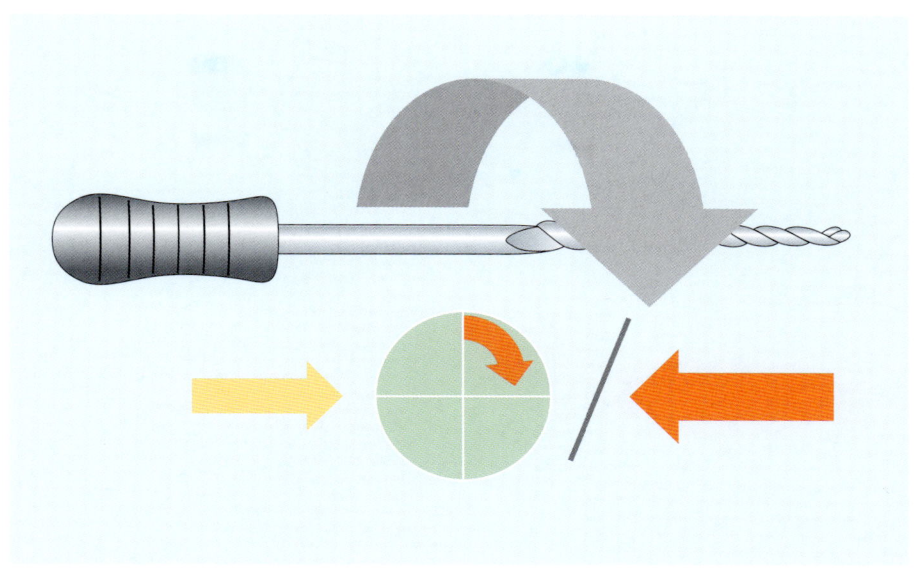

図４　ターンアンドプル
根尖方向へのプッシュ（黄矢印），1/4 回転によるファイル食い込みの確認，引き抜きの動作によって根管を探索する．ファイル先端に力が加わるためファイルチェックをこまめに行う．

ドプルは，Ｈファイルを用いることによってより有効となる．構造上，Ｈファイルへ回転を与えることは好ましくないが，①回転の制限，②適切なファイルサイズの選択，③クラウンダウン，④プレカーブの付与，とすることで既存の根管系を大きく逸脱することなく攻撃的なパスファインディングが可能となる．特に，③のクラウンダウンにおいては，回転を与えるＨファイルに対する負荷を減少させ，そのダメージを軽減，かつ先端部における根管の探索効率をあげるためにサイズダウンによる形成を行う（passive H file technique）（図５）．

⑥ File patency（再通）（図６）

NiTi ファイルでは，適用ファイルの先端口径＝最終形成となるように根尖部の形成を行うのが基本であり，これにより作業長を決定し形成が行われる．しかしながら，従来の全回転タイプでは原則的に複数のファイルを用いクラウンダウン法で形成が行われるのに対して，RECIPROC® や Wave・one® ではシングルファイルでの形成となり，しかもファイル形状が異なることや反復運動となることなどから，根尖部での目詰まりや逆に内容物の押し出しが生じることも指摘されている．

NiTi ファイルに限らず，このような根尖部での目詰まりは，想定した根管形成状態（根尖口径，テーパー），作業長の変化や根尖部での不整形態の発現に影響を与えることから，根尖孔部における定期的なパスの確認（file patency）が必要となる．これは，適切な根管清掃材の併用によって行われる．

⑦ スカウティングファイル（根管の探索と穿通）

根管穿通能力に特化したファイルが，いくつかのメーカーから提供されている（図７）．これらは，主として根管の通過障害に対するパスファインディングに使用するもので，ファイル尖端部におけるカッティングエッジと，単体での根管切削能力を有することを特徴としている．作業長の設定を困難にする通過障害（block）

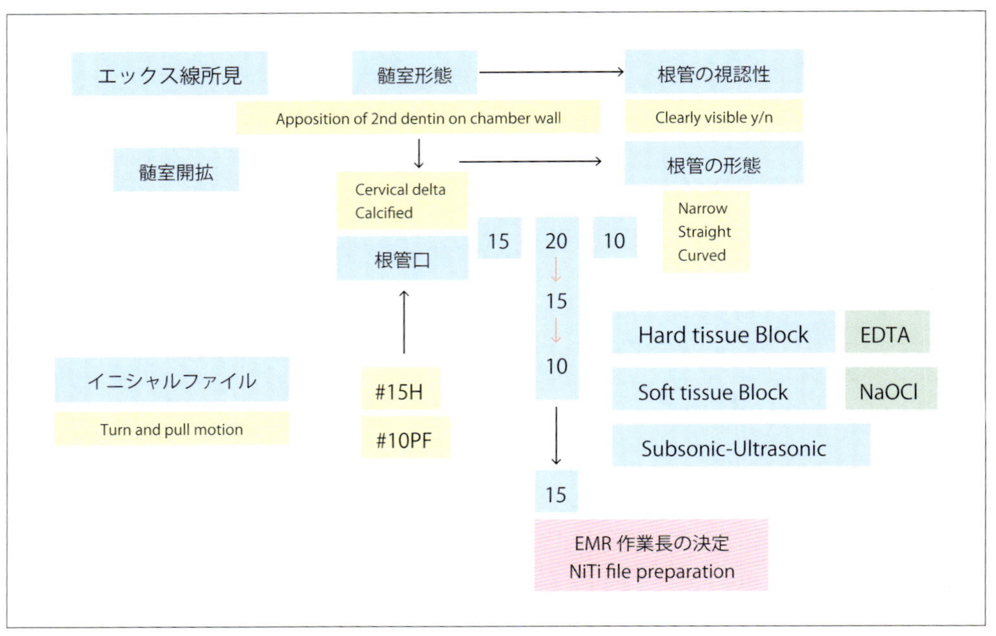

図５　Passive H file technique によるパスファインディングの流れ（中川，笠原ほか，2014.[3]）
ファイル操作にあたってはエックス線写真による髄室－根管形態の確認が重要である．また，形成の初期段階でファイルに強い規制がかからないように，根管口を確実に明示する必要がある．
H ファイル操作の基本はターンアンドプルで行い，根尖方向へのファイル圧接と回転による食い込み―引き抜きの連続操作で経路を確保する．回転の制限とファイルが根管を捉えているか根管長測定器，手指の感覚で確認を怠らないよう留意する．
最終的に #15K もしくは #10PF が根尖に到達すれば NiTi による根管形成にバトンを渡すことができる．

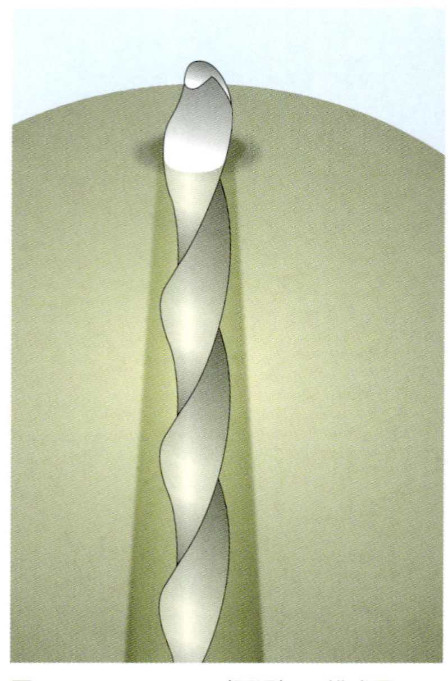

図６　File patency（再通）の模式図

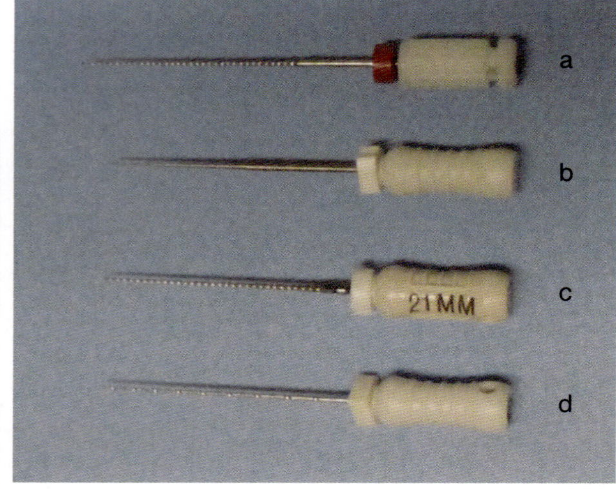

図７　穿通用ファイル
a. MMC（MICRO-MEGA）
b. PF file
c. C-PILOT（VDW）
d. D FINDERS（MANI）

としては，軟組織（歯髄残渣）や硬組織（切削粉）などの目詰まりのほかに，根管狭窄，彎曲，石灰化などの生理学的変化があげられる．これらを排除して根尖経路を確保するためには，①適切なファイルモーション，②根管清掃材の選択，③根管形態の把握，④視覚機器の応用が重要である．いたずらに切削・穿通能力にのみ頼ると根管内に不整形態を生じ，根尖経路の設定がかえって困難になる．

積極的な穿通能力を具備するインスルツメントは，その応用が難しい．経路探索に有効である反面，根管壁のどこにでも食い込み，新たな経路（人工根管－穿孔）を生じる危険性をはらんでいる．手用器具から伝わる感覚がフワフワとしたソフトなものか，行き詰まりを感じるコツコツとしたものか，それらのなかから有効な経路を見つける．つくるのではなく導く感覚が重要である．

根管経路が存在，あるいは確保されている場合（ガッタパーチャによって根管充塡がされている場合も含める），通常経路探索の末端（開かないと感じる部分）からHファイルによるパスファインディングを行っている．しかしながら，細いファイルでは先端がしなるばかりでファイルの目が立ちにくく，損耗も激しい．結果，何本ものファイルを交換することになる．このため initial snug（オープンな状態から根管への進入が感知され，食い込みと根管切削感が認められる状態）を確保するためにサイズの大きなファイルからクラウンダウンの要領で形成を行うが，これでも先端径に対してシャフトの支持が弱く先端が「ヘタる」．筆者は，長い間根管の探索にHファイルを用い，これを passive H file technique として応用してきた．

しかしながら，狭隘な根管への進入の足がかりと，その後の経路の確保は容易でない．通常 #25，あるいは #20 のHファイルをイニシャルファイルとして使用するが，このサイズでも初期の食い込みと経路を確保する以前に先端が「ヘタって」しまい，根管への進入のための十分な加圧を得ることができないほか，何本ものファイルを無駄にすることが少なくない．これはHファイルに限らず，他の穿通用ファイルすべてに共通することである．また，先端切削性に富むファイルの場合，ファイルの変形と相まって最悪破断することもある．

1）PF ファイル

従来の術式においては，イニシャルファイルとして採用するファイルが最低でも #20 であり，これは実際の細い根管では経路の探索には太すぎることもある．また，#15 以下のファイルでは腰が極端に弱く，根管探索において長軸方向へのファイルモーションを確保することが困難である．さらに，器械的な強度に乏しいため，破断の危険もある．そこで，細いサイズを維持ししつつ腰の強さを確保するために，04 もしくは，06 テーパーをファイルに与えたHファイルと PF ファイルが考案された．

しかしながら，ターンアンドプルモーションの動きに対して，06 テーパーは大きくしなやかさにも欠けること，初期の食い込み・拡大に伴う歯質の切削量が多く逆に根管追従性が損なわれることが指摘された．以上から 04 テーパーを基準とするHファイルが術式上有効であることが示された．PF ファイルは根尖への経路の確保，通過障害の解消を目的として，限定的にターンアンドプルモーションで使用される．いくつかの先端号数のファイルについて検討した結果，#08,#10,#15 のサイズが効果的であるとの結論を得た．しかしながら，#08 は限定的であり，実際最もアクティブに使用されるのは #10 および #15 であった．ターンアンドプルモーションでの使用では，H ファイルを回転させることで機械的問題が生じることは否めない．実際の使用感では，連続使用によって先端部にねじれが生じることがあったが，これがただちに破断につながることはなく，頻繁なファイルチェックによって安全性は確保できると考えられる．

NiTi ファイルは，そのいずれもが根尖孔までの経路が確保されていることを前提に，根管を根管充塡が可能な形態に形成するシステムである．NiTi ファイルには，積極的に根管を開削し経路をつくることや，閉塞した根管を穿通する能力を期待することはできない．PF ファイルはこの根尖経路の確保を目的とするもので，現状提供されている各社 NiTi ファイルの術前使用ファイルとして使用可能であり，ファイルによる根管の切削が主目的ではなく，根管経路の起始点をつくる目的で使用する．ターンアンドプルモーションでの使用を原則とし，根管を確保したあとは通常のファイルによるパスを通す．根尖付近の抵抗に対して，上部の規制が強い場合には #15–10–08 とサイズクラウンダウンを行う．また，症例によっては apical precurve を与えることもある．いずれの場合も，ファイルの回転は 1/2 程度に限定する（図 8）．

従来の H ファイルの使用法である上下的なファイリングモーションは効果的でない．ファイル先端のねじれ，変形，ファイルモーションに対する反応性（穿通感の減弱など）等が認められた場合，すみやかに当該ファイルの使用を中止し，交換する必要がある．

2）D FINDERS

ファイル先端部における剛性（強度）を維持し，穿通能力の向上を目的としたファイルである．断面形態を，D 状に設定している．H ファイル形状のファインダー（スカウト）と比較して，ターンアンドプルモーションよりもリーミングアクションで使用する．穿通に際して先端剛性が弱いファイルでは，根管上部の拡大を意識しない．

3）C–PILOT ファイル

比較的強い「コシ」と，先端切削性を具備したファイル．H ファイルによる経

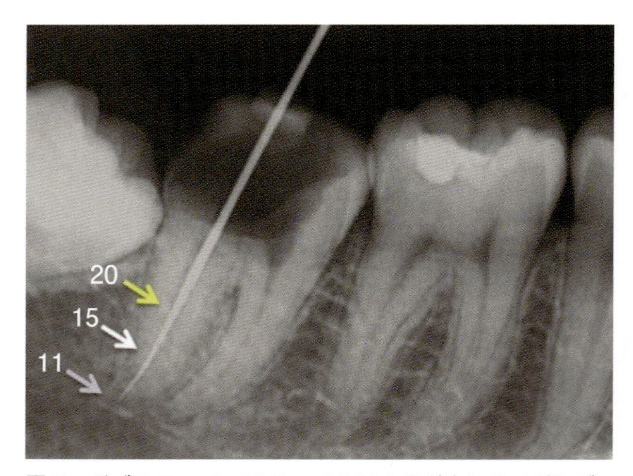

図 8　ダブルテーパー H ファイルによるダウンサイジング・パスファインディング

路の確保に続いて，さらにパスを得るために用いることが多い．細かなターンアンドプルモーションで切削を行う．現状では，市販のないPFファイルとD FINDERSの中間的な操作感を有する．

根管治療用ファイルの素材としてのNiTiは，1988年に報告されている．その後ファイル形態，素材，術式に改変が加えられ，現在では根管拡大機器としての地位を確立するに至っている．それは，従来のステンレススチール製根管治療用切削器具では，彎曲根管の根管形成を行うのは非常に困難であり，繁雑なファイル交換や拡大形成に長時間を必要とするうえに，拡大形成後の根管にステップ，レッジ，ジップ，あるいはパーフォレーションといった，不正形態を発生させる可能性が高いこともその一因であると考えられる．

NiTi製のファイルは狭く，複雑な根管系，特に彎曲根管への追従性でステンレススチールのそれをはるかに凌駕している．従来，この特性を利用したファイルの応用は試みられてきたが，手用機器では切削効率の点でステンレススチールファイルに劣るとされていた．

そこで，術式としてこの種のファイルの術式をロータリーシステムとすることで切削効率は大幅に改善され，根管に沿った形成の維持や根管の移動が少ない効率的な根管形成が行うことができるようになった．さらに現行のNiTi製ファイルのほとんどは，既定テーパーファイル（predefined tapered file）としてファイル自体にあらかじめ根管形成に必要なテーパーを付与することにより，一定のテーパーで根管を容易に拡大形成ができることを特徴とする．

このように，回転切削器具としてのNiTiファイルは，根管追従性，既定テーパー（predefind taper），素材，形態，切削駆動様式，安全性などについて進化を遂げてきた．

こうしたNiTiファイルの変遷を，ファイルの特徴および構成からたどる．

① 形　態（図1～3）

ファイル刃部の形態は，根管壁象牙質の積極的な切削と，根管内でのファイル安定性を考慮する二面性からなる．おもに第一世代のファイルでは，後者が重要視され幅広いラジアルランドを設け，根管追従性を求めている．一方，第二世代のファイルとして積極的な根管切削能力を期待して鋭利なカッティングエッジを持つも

Chapter 4

NiTiファイルの歴史

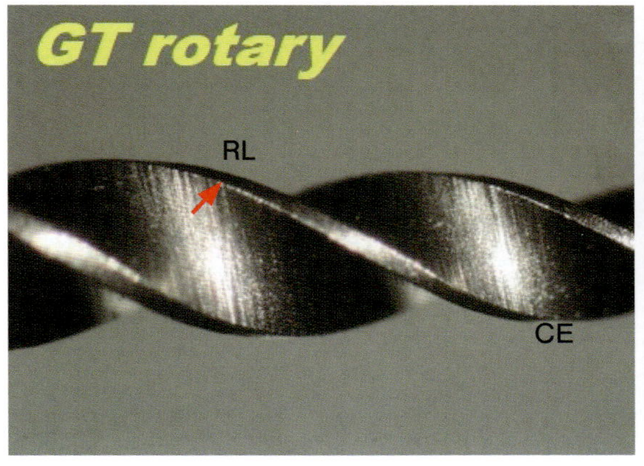

図１　GT ファイル
広めのラジアルランド（RL）とブレードピッチを特徴とする．根管壁へのすくい角はやや弱い．

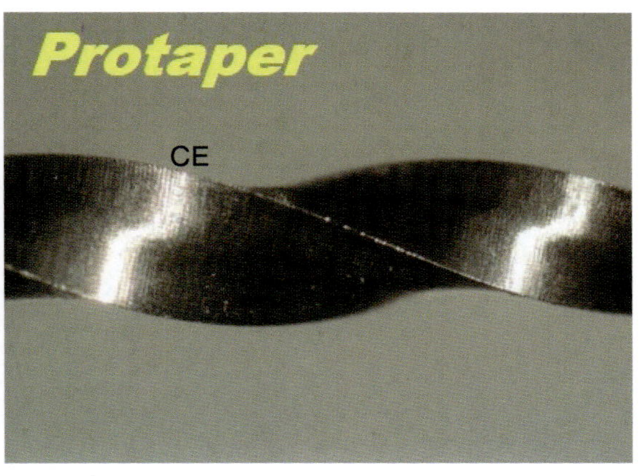

図２　プロテーパー
比較的長いブレードピッチ，鋭いカッティングエッジ（CE）を特徴とする．断面形態は凸面形で機械的強度に配慮した構造．

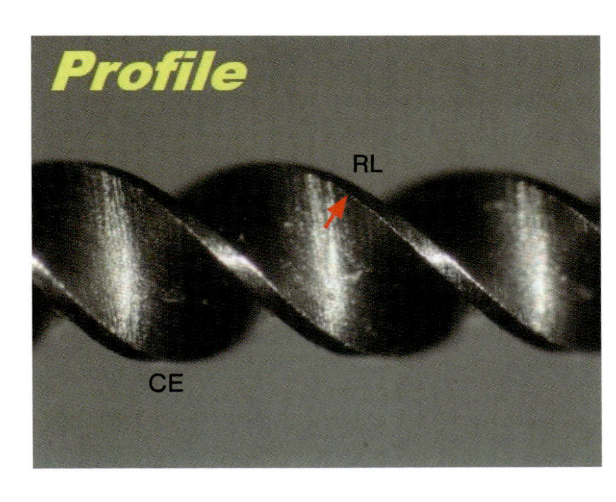

図３　プロファイル
幅広のラジアルランド（矢印：RL），短いピッチ，強い根管すくい角（CE）を有する．深いフルート（溝）のため，ファイル中心軸に影響を与えている．

の，根管壁へのテーパーロック（食い込み）や引っ掛かりを軽減する目的で切削（接触）域，非切削（非接触）域を持つものなど，特徴的な断面形態を持つものが特徴的である．この概念は，直近の新しい第五世代ファイルにおけるファイル回転中心のオフセットモーションとして引き継がれている．

② 切削効率

根管壁の積極的な切削効率の追求は，第二世代で一段落した．根管内での安定性，根管追従性を期待する幅広いラジアルランドは，切削効率の点からはむしろ劣っているとされる．さらに，切削粉の排出を考慮して深いフルート（溝）が設定されると，ファイル自体の強度が低下する恐れがある．機械的強度が低下することや根尖部近傍における拘束は，ファイル破折の要因となる．

③ Right or left hand thread（右回転切削と左回転切削）

一般的なロータリーファイルは，右回転において刃部のエッジが立ち根管壁を切削する．ファイル刃部の根管壁へのすくい角によっては，鋭利なカッティングエッジがテーパーロックや引っ掛かりを生じる原因ともなる．第三世代までのファイルでは，このような事象を軽減するために，根管壁のあたりをファイルの構造から軽減したり，ファイルが接触する根管の特定部位のみを切削するような術式が取られている．

第四世代ファイルの特徴は，いわゆるレシプロカルモーション（reciprocal motion，連続往復回転運動）とこれを生かすための左ねじ構造である（図4）．この場合，ファイルが左回転する際に根管壁が切削される．この構造はレシプロカルモーションの基本動作であるバランストフォースを効率よく行うのに適しており，かつてはGTファイルのハンドインスツルメント（図5）においても採用されている．

④ テーパー（図6）

現行のNiTi製ファイルのほとんどは，predefined tapered fileとしてあらかじめ根管形成に必要なテーパーを付与することにより一定のテーパーで根管を拡大形成ができるようになっている．第一世代のファイルから現在に至るまで，多くのファイルがこの様式を取り入れており，このことが根管形成法を規定する因子となっている．既述のように，NiTiファイルは根管形成に用いるファイル数をより少なくし，かつ所定のテーパーを与えることができるが，初期のシステムではファイル先端の拘束による破断を防止するために，テーパーごとサイズごとの形成を余儀なくされた．結果，クラウンダウン法の採用といった点を除いて特段珍しいことはない．第二世代以降において躍進的なことは，従来ファイルの先端号数とテーパーの2面で形成システムを規定していたものが，1本のファイルでテーパーを変化させたことである．このことは，システム自体をコンパクトにすることにも貢献した．

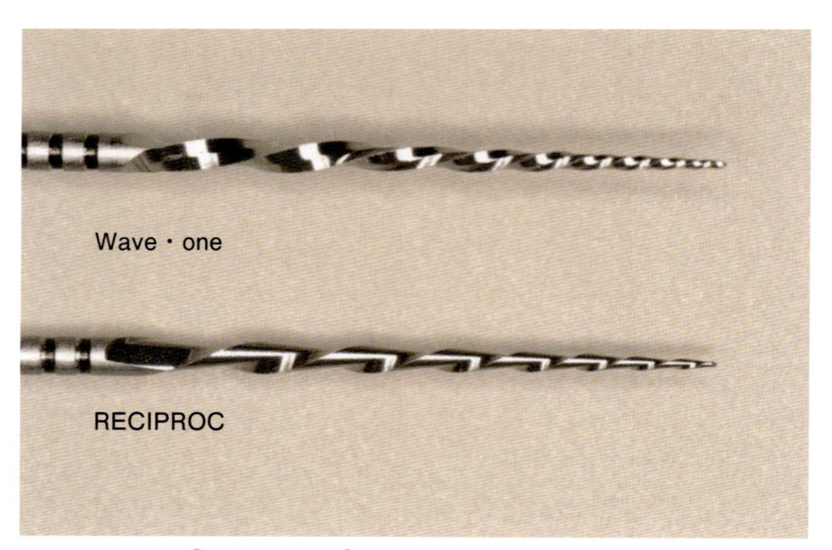

図4　Wave・one®とRECIPROC®
左ねじ構造を持つ第四世代のNiTiファイル．

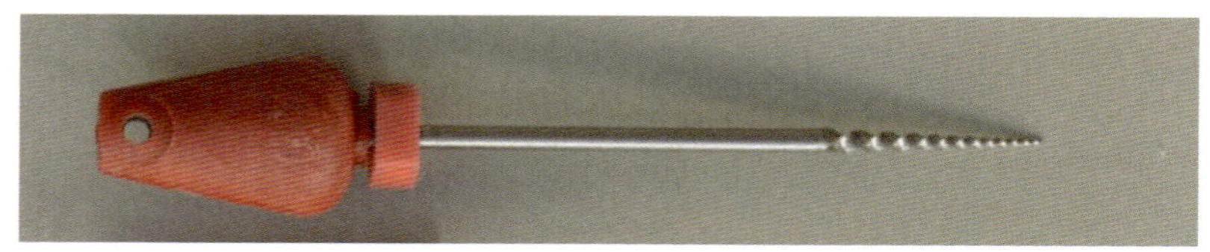

図5　GTハンドインスツルメント
左ねじ構造とバランストフォースモーションを適確に伝えるためのインバーテッドノブ．

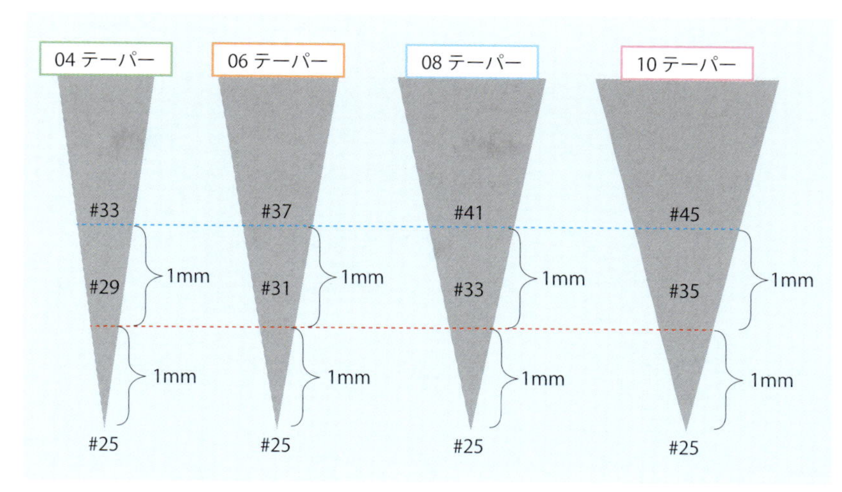

図6　テーパーと直径増加率の関係

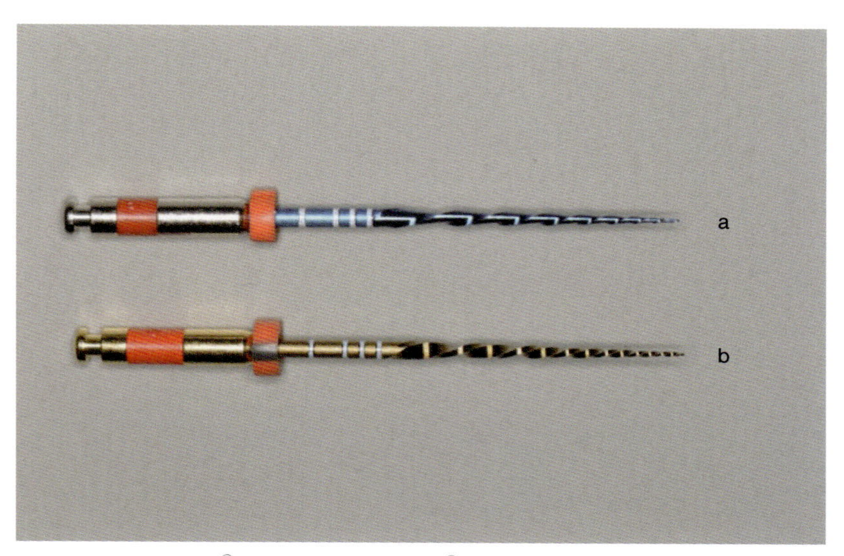

図7　a. RECIPROC® blue, b. Wave・one® GOLD

⑤ 素材，加工

第二世代，第三世代のNiTiファイル（図7）に関する関心は，形態から素材や金属処理に向けられた．NiTiは熱処理過程によってR相（rhombohedral構造）変態が生じる．R相変態は変態に伴う変形量が小さいため，繰り返し特性に優れている．この処理過程は，その後のファイル加工に取り入れられた．また，ねじり形成によって作成するファイルは，従来の研削・研磨仕上げによるものと比較して柔軟性や耐トルクの点で優位であるとされた．M-ワイヤーはデンツプライ・タルサがファイル素材として独自の熱処理プロセスによって作成した．従来のNiTiと比較して，より柔軟性と周期的疲労に対するより大きな抵抗を持つとされている．

一方，ファイル作成の研削・研磨過程に起因する凹凸のある表面を除去するために，ファイルに対して行われた電解研磨がカッティングエッジの切削能率を低下させることが報告されている．第五世代とされるファイルでは，ファイルのオフセット構造，刃部形態に加えて酸化被膜の形成等さらなる加工処理が施されている．

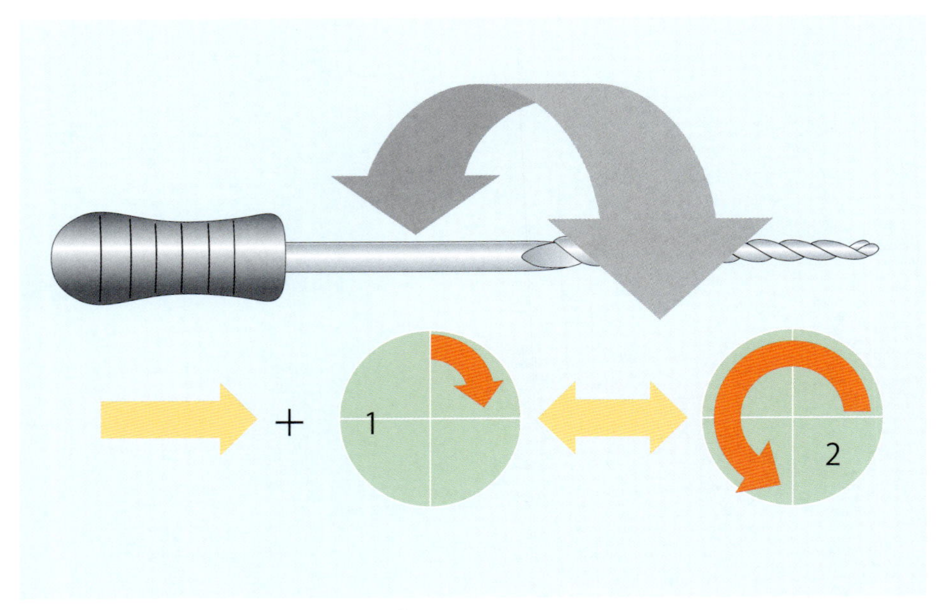

図8　バランストフォースによる根管形成
シングルファイルでの根管形成を可能としたファイルモーションの基本.
根尖方向への加圧と反復運動によってファイルを根管の中心軸に位置させるとともに根管に追従した根管形成が実施できる利点を有する.
Reciprocal ファイルではリバースモードで優位な切削が行われるように逆戻りにカッティングエッジが設けられた.

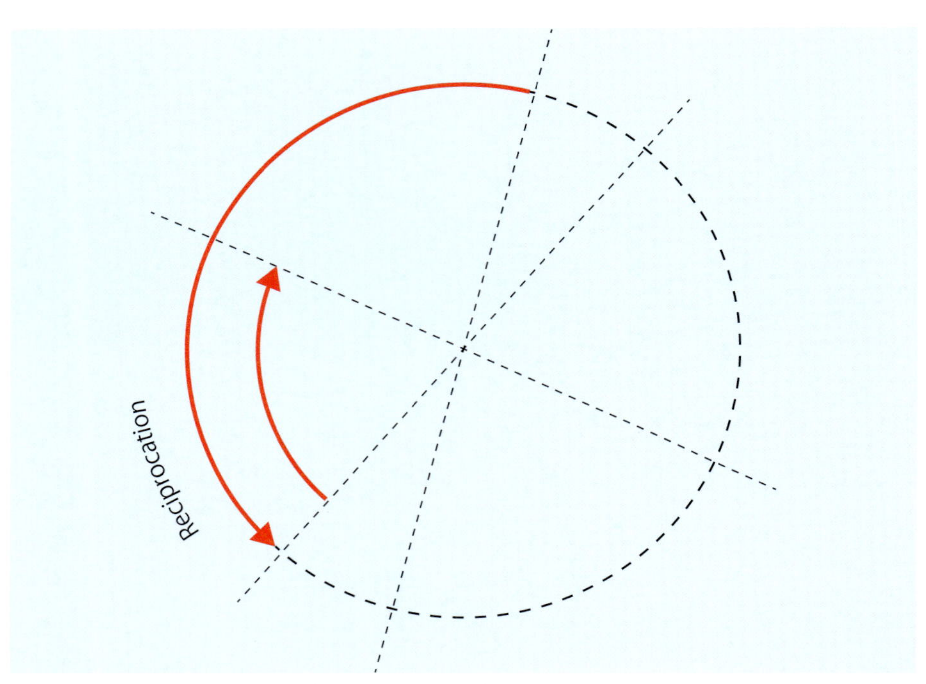

図9　連続往復回転運動（レシプロカルモーション）
この動きを採用した NiTi ファイル（RECIPROC®, Wave・one®）は，左回転の逆相において根管を切削する.

⑥ 切削・駆動様式

第一世代から，NiTi ファイルによる根管形成は全回転を駆動様式としてきた．鋭いカッティングエッジを持つファイルでは，根管壁への食い込みがファイルの根管追従を妨げることも多い．また，根尖部付近でのスタッキングはファイルの破断を惹起するおそれがある．この食い込みを回避するために，専用コントラとエンジンのシステムでは設定値以上のトルクがファイルにかかると逆回転することによってスタッキングをリリースする機能でこれを回避してきた．レシプロカルモーション（連続的な繰り返し運動）の理論は，Roan によるバランストフォース形成法（図8）を基準としている．この方法では，時計回りに 1/3 〜 1/4，反時計回りに 3/4 といった反復運動を根尖方向へ力をかけながら形成する（図 9）．Cutting phase と reverse rotation によってファイルへの繰り返し疲労を軽減し破断を防止するとともに，ファイルを根管の中心に位置付けることができる．反復回転運動と根尖方向への圧力（apical pressure）は重要なファクターであるが，両者を一連のものとして手用ファイルで行うことは難しい．この動きを再現したモーターは，適切なファイルモーションをファイルに与えることができ，さらに左ねじの構造を持ついくつかの第四世代の NiTi ファイルは，この様式を採用している．

また，全回転との複合運動を行うファイルもある．これらの複雑な運動のメリットは，ファイルにかかる有害なトルクを破断限界内に抑えることにある．

① 根管形成の設計とファイル選択

NiTi ファイルは，先端部のサイズと刃部のテーパーによって規格化されている．臨床の実際においては，①対象となる患歯の根管形態と，②形成後の根管充塡法がファイル選択の基準となる．

1）根管形態とエックス線所見

根管形成にあたっては，臨床診断名とともにエックス線写真による根管形態の把握が重要である．これらは歯種，年齢（加齢に伴う変化；体積の変化），根管数，齲蝕等による病理的変化（二次象牙質；形態的変化），歯髄内の石灰化物（壁着性／遊離性）がそのおもな所見である．

齲窩の処置，髄室開拡にあたって，二次象牙質の添加は髄角の後退，髄室の狭窄，

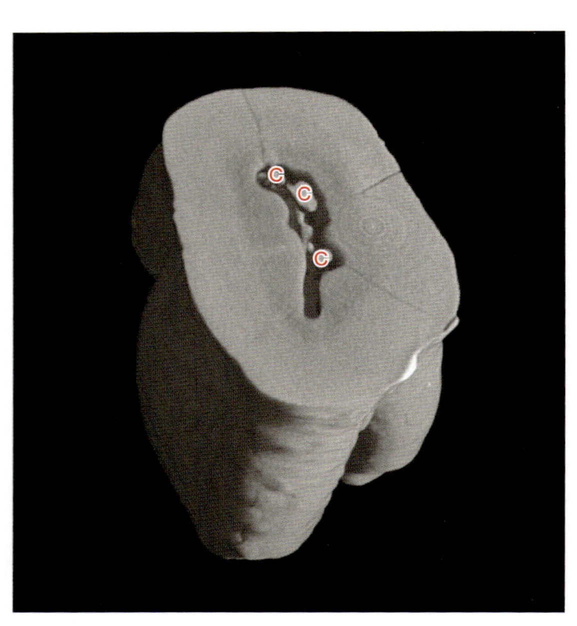

図１　加齢に伴う髄室内の石灰化物（C 部）（画像提供：山田雅司博士）
ときとして凝似的な髄床底や根管口を形成し，エラーの原因となる．

Chapter 5

NiTi ファイルプレパレーション I
基本事項

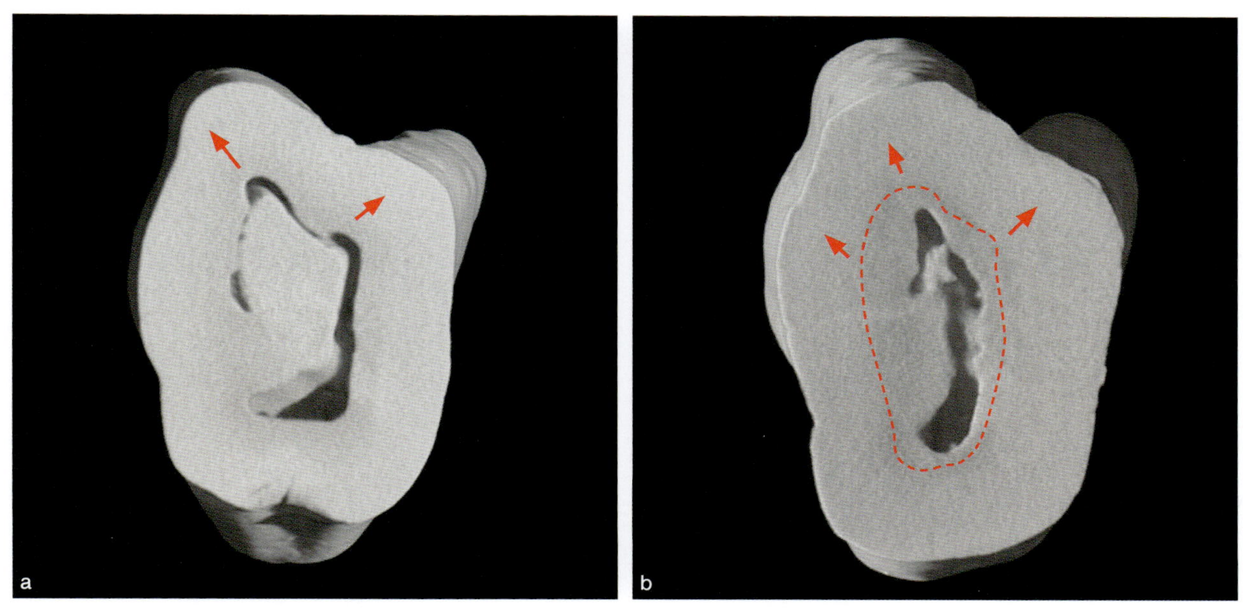

図2　加齢に伴う髄室と根管口の位置変化（a. 30 歳，b. 60 歳）（画像提供：山田雅司博士）

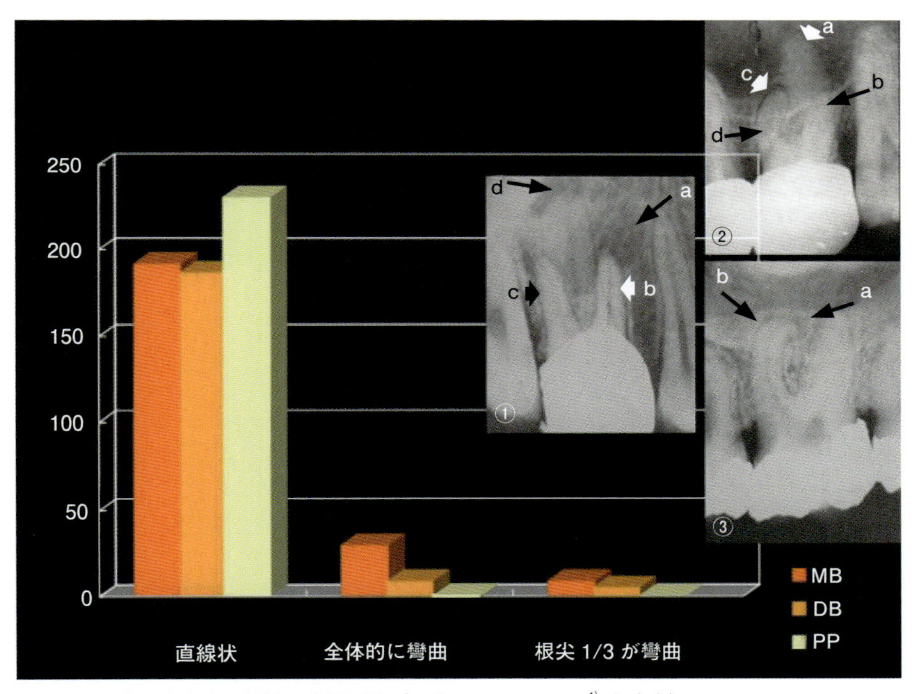

図3　上顎第一大臼歯の根管と歯根形態（田上ほか，1980.[4] を改変）
①直線状，②全体的に彎曲，③根尖 1/3 が彎曲.

天蓋 − 髄床底の近接等，根管口の確認や根管上部 1/2 のアクセスに支障をきたすことが多い（図 1，2）.

一方，根管壁は一様にスムーズなものでなく石灰化物の沈着などにより粗造であることも多い．この場合，根管内へのファイル挿入時に引っかかることが多く，結

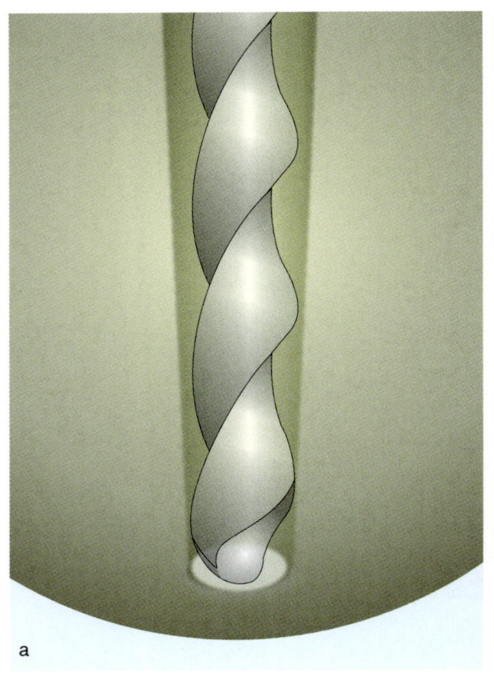

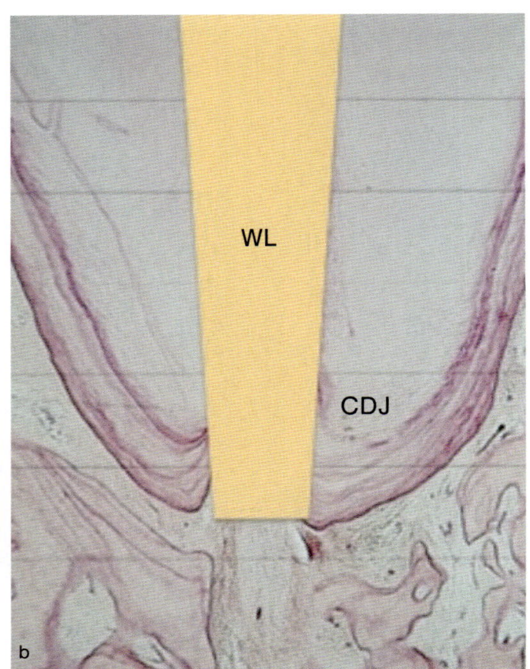

図４　作業長の設定と根穿孔形成の概念を示す

果として番手の小さいファイルによるグライドパスに支障をきたすことがある．

根管形成に際しての最も一般的な関心事である根管の彎曲（図３）は，開拡窩洞窩縁－根管口－根尖 1/3 の彎曲遷移点－根尖孔を連ねるラインとなるが，エックス線写真をもとに前段を直線化することにより（straight line access），より単純な根管として取り扱うことが可能となる．

② Apical gaging（作業長の確認と根尖孔径）（図４）

NiTi ファイルは shaping file であり，先端径が規定されている．根尖部を形成する際のファイル選択にあたっては，①作業長の設定，②根尖孔の大きさ，が基準となる．当該歯根尖部の apical control zone とファイル先端刃部のアタリを考慮し，根尖部歯質が過不足なく切削されるような配慮が必要である．

ファイル先端部が根尖部歯質を切削するために，作業長 WL は根管長 RCL に設定する．具体的には形成に際して行われる根管長測定において，EMR 機器の断続音が連続音に切り替わる位置，根尖孔部を基準とする．ストッププレパレーションにおけるアピカルシート／ストップに準じる位置（C–D junction）での作業長設定は行わない．

このことは従来の NiTi ファイルにおいても同様であったが，術式として定着していない．根尖孔の計測にあたっては，パスファインデイング後に確定される初期適合号数のファイルをもとに，EMR 値前後の値から決定する．

③ ガイド形成（図５）

NiTi ファイルを用いる根管形成においても，ファイルにかかる負荷の軽減や追従性の確保として，パスファインデイング以前のガイド形成が必要となる場合がある．

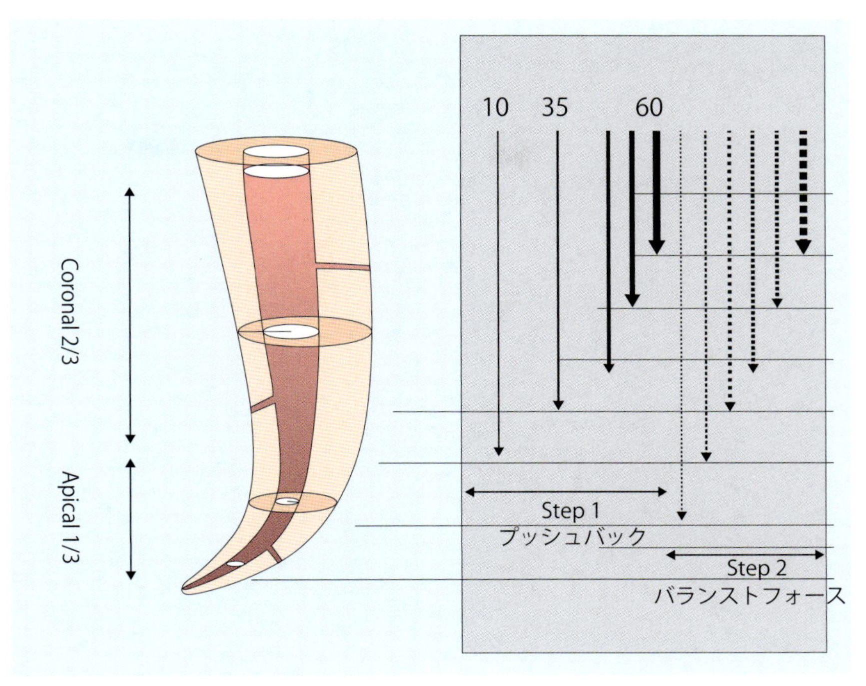

図５　ガイド形成による根管経路の確保

これら一連の操作は，手用ファイルを用いた根管形成における GG bur（Gates Gridden bur）による根管上部の形成に先立って行われる pregates shaping と同様である．

根管形成の初期において，すべての症例で根管口－根尖へのファイル挿入が可能であるとはいえない．根尖孔へのパスを確保するための術式として，是非以下を確認したい．

ガイド形成は２ステップからなる．形成にあたっては開拡窩洞の設定を十分に行い，かつエックス線写真上で窩洞窩縁－根管口－根管上部 1/2 まで直線的な仮想線が設定されることが望ましい．

１）Step１：根管清掃材併用によるプッシュバック

根管内へのファイル挿入の難易度を探る．大臼歯では #08，もしくは #10 の K ファイルを選択し，先端に少量の EDTA ペーストを塗布し根管内に挿入する．この場合は，ファイルには回転を与えず，根管内で抵抗を感じるところまで直線的に挿入する．

以降, #08 ～ #60 まで同様な手順で根管内への挿入－引き抜きを繰り返す．途中，１～２回次亜塩素酸ナトリウム液による洗浄を行う．

一連の操作は根管内に緩やかなステップを作りファイルに対する規制を除去することにあり，根管形態に沿った経路を確保することである．この段階でのファイルへの回転運動は好ましくない．

２）Step ２：バランストフォースによる形成

Step1 では，ファイルの挿入－引き抜き運動による経路探索／初期形成を行った．次の step では，これをガイドにして，さらに根尖孔へのガイド形成を進めること

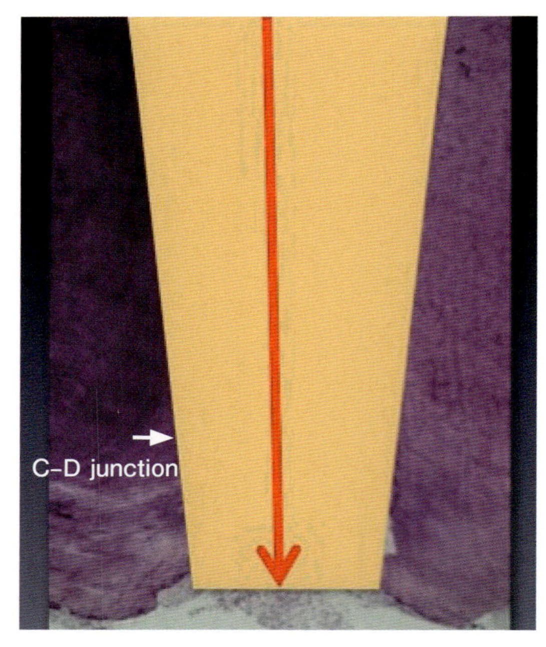

図６　根管長＝作業長とする概念
・根尖部に未切削領域を残さない
・EMR 値の妥当性
・感染領域の把握
・根管充塡法の選択
・根尖孔径の計測

になる．

基本的には step1 と同様に，最初は #08 もしくは #10 の K ファイルを選択し，以降 #60 まで形成を進める．この場合 step1 と異なる点は，ファイル操作にある．

前回の操作で規制が除去されているため，すべてのファイルは前回よりも深い位置に比較的抵抗感もなく進めることが可能である．ここでは，バランストフォースによる根管形成を行う．EDTA ペーストを付着させたファイルは，根尖方向へ圧力をかけつつ時計回りに 1/4 回転，さらに圧を維持したまま反時計回りに 3/4 回転の操作を行う．この操作は根管の中心軸に沿ってファイルを位置づけながら拡大操作が行える利点を有する．

④ 根管長測定（図６）

ガイド形成が終了し根尖経路が確保された段階で，最初の根管長測定を行う．

RCL ＝ WL とするため，根尖孔までの full length を基準とする．彎曲の強い根管の場合，根管形成が進むにつれ，作業長は短縮化するが一般的な根管長の範囲ではその量は少ないと考えてよい．

手用ファイルによる彎曲根管の形成では彎曲の根尖部〜彎曲の遷移点まで作業領域を細かに設定し，根管に対する大きなブレを回避した形成を行う．この場合，前後運動（ファイリング）が拡大時のおもな動きである．これに対し，NiTi ファイルでは現在まで全回転による切削が行われる．

その基本は，根管口から根尖孔に至る経路をファイルをダウンサイジングしながら形成するクラウンダウン法である．実際には刃部の肩部を使い，テーパーサイズの大きなものから順次根管口部から根尖部に向かって形成を進めることが根管形成の基本である．これは，細く彎曲した根管に対して 1 本のファイルのみで根管充塡に必要とされる大きなテーパーを与えることが困難であり，全回転運動ではファイルが刃部の全長で根管を形成することができないことによる．

① レシプロカルモーションと根管形成

レシプロカルモーション（reciprocal motion；連続的な繰り返し運動）とは，反復的な上下または往復直線運動を指す．単一往復サイクルを構成する二つの反対の動きは，ストロークと呼ばれている．

このような連続する往復運動を根管形成に取り入れた初期のシステムとして，90 度の反復運動を示すジロマチックシステムがある．このシステムでは基本的にヘッドストローム形状，もしくはクレンザー形状のファイルを用い，根管形成もしくは清掃を行う．基本運動に加えてファイリング操作が形成の基本となるため，根管を追従し規格形成を行うなどの積極的な拡大形成効果は乏しい．彎曲根管モデルによる形成状態を手用ファイルによるものと比較した研究では，器械的拡大において根尖孔の移動が顕著に認められることのほかに手用ファイルを用いた形成との間に優位な差が認められなかったことが報告されている．

一方，近年導入されたレシプロカルモーションを採用した二つのシステムは，Roan によるバランストフォース形成法を基準としている．この方法では，時計回りに 1/3 〜 1/4，反時計回りに 3/4 といった反復運動を根尖方向への力をかけながら実施する．Cutting phase と reverse rotation によってファイルへの繰り返し疲

Chapter 6

NiTi ファイルプレパレーションⅡ

レシプロカルモーション

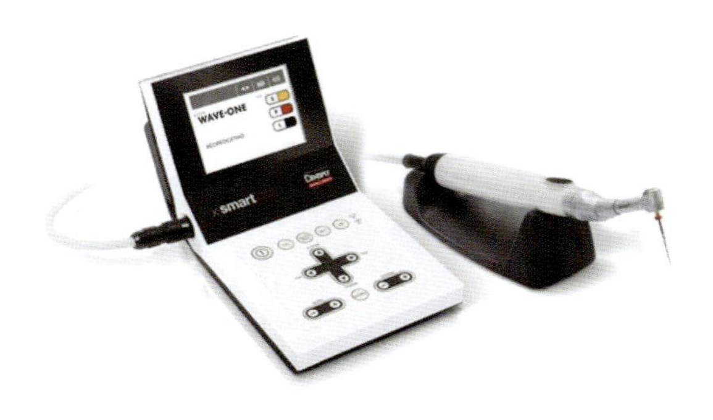

図1　X smart plus
さまざまなファイルに対応した切削パターンが選択できる．

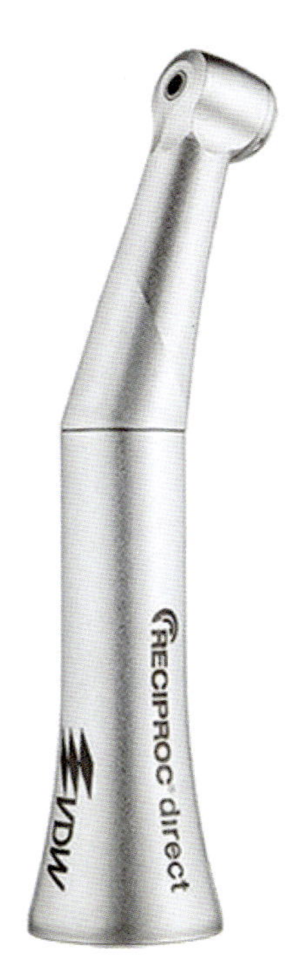

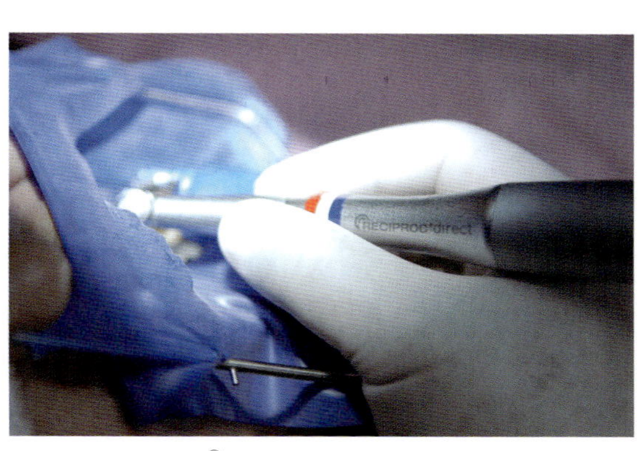

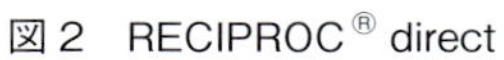

図2　RECIPROC® direct

労を軽減し破断を防止するとともに，ファイルを根管の中心に位置づけることを特徴とする．反復回転運動と根尖方向への圧力(apical pressure)は重要なファクターであるが，両者を一連のものとして手用ファイルで行うことは難しい．この動きを再現したモーターは，適切なファイルモーションをファイルに与えることができる(図1)．“RECIPROC® direct”は，従来のコントローラー＋ハンドピースのX smartシステムとは異なり，歯科用ユニットのモーターに直結して使用可能である．この際，回転数は20,000rpmに制限される〈図2，(VDW)〉．

② RECIPROC®と Wave・one®

この両ファイルは，類似のファイル駆動形式による切削システムのため比較されることが多い．

1）断面形状

ファイルの断面形状を規定するものは，削粉の排出溝としてのフルートとこれに相反する切削面と根管壁に対する刃部のすくい角，根管壁との接触にかかるradial landである．RECIPROC®（図2）はS字状，Wave・one®はPROTAPERから引き継いだ外側に膨らんだConecave，新しいWave・one® GOLDでは長方形の断面形態を有している．また，いずれもファイル先端での切削能力を持っていない．

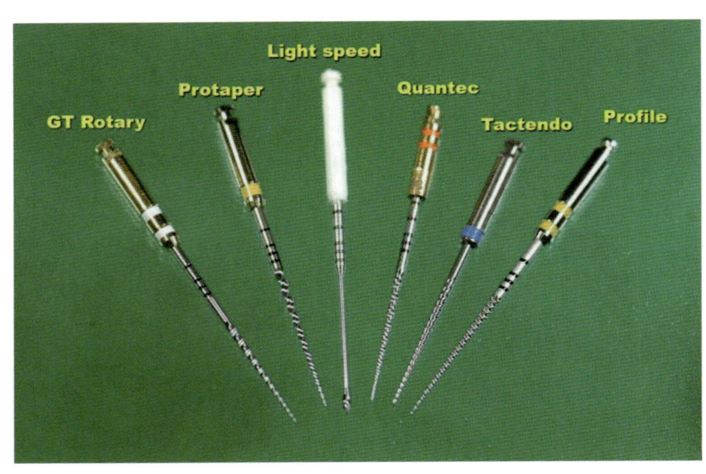

図３　第二〜三世代の各種 NiTi ファイル

2）素　材

いずれのシステムも，M–ワイヤーと呼称される R 相 NiTi を素材とする．従来のステンレスと比較して，周期的疲労に対して格段の大きな柔軟性と抵抗を提供することが示されている．

3）切削効率／トルク耐性

素材および根管切削時の刃部ファイル形状に依存する．全回転運動によるかつての NiTi ファイルに特徴的であった刃部のラジアルランドと深いフルート（溝）形状は，結果としてファイル中心軸の太さに影響を与える．一方，RECIPROC®，Wave・one®では通常の１方向への回転運動ではない反時計回りに回転し切削，時計回りでリリースする．切削方向へ回転する角度がリリースする角度より大きいため，ファイルは根尖の方向へ進む．レシプロケーションの角度は，RECIPROC®の器具のデザイン同様，特殊で器具の破折防止に大きく影響する．回転角度は，素材の不可逆弾性限界に到達する角度より低く設定されている．

4）根管追従性

根管を一定の大きさのテーパーに仕上げるためには，切削器具にあらかじめ与えられたテーパーを生かし，根管壁との切削抵抗を可及的に小さくする必要がある．また，彎曲した根管においては NiTi 素材の特性を生かし，既存の根管から大きく外れることなく追従することが望ましい．ステンレススチールファイルでは，根管が根端孔部で外彎に移動し，根管口部でも彎曲に対する便宜的な直線形成のため，外彎に大きく削去される．従来の NiTi 切削システムでは根端 1/3 外彎側への移動が生じている．これに対し，RECIPROC®，Wave・one®では特に根尖部の移動が少なく，彎曲根管に追従しほぼ均等な切削が行われていた．

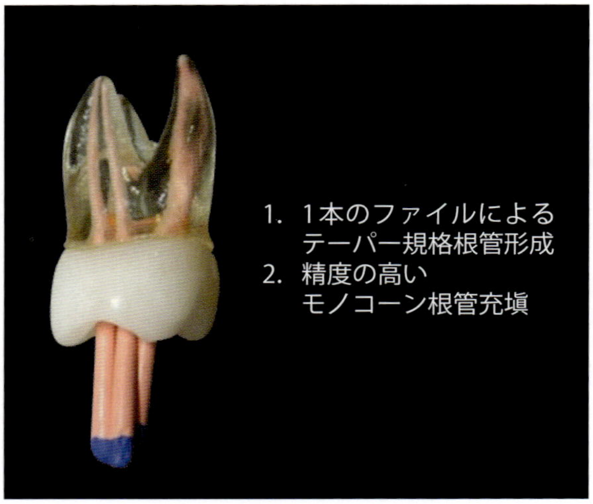

1. 1本のファイルによる
テーパー規格根管形成
2. 精度の高い
モノコーン根管充填

図４　RECIPROC®“Single File Treatment System”

③レシプロカルモーションによるシングルファイルプレパレーションと根管治療

1）現在の single file system

RECIPROC®ならびに Wave・one®という２種類の

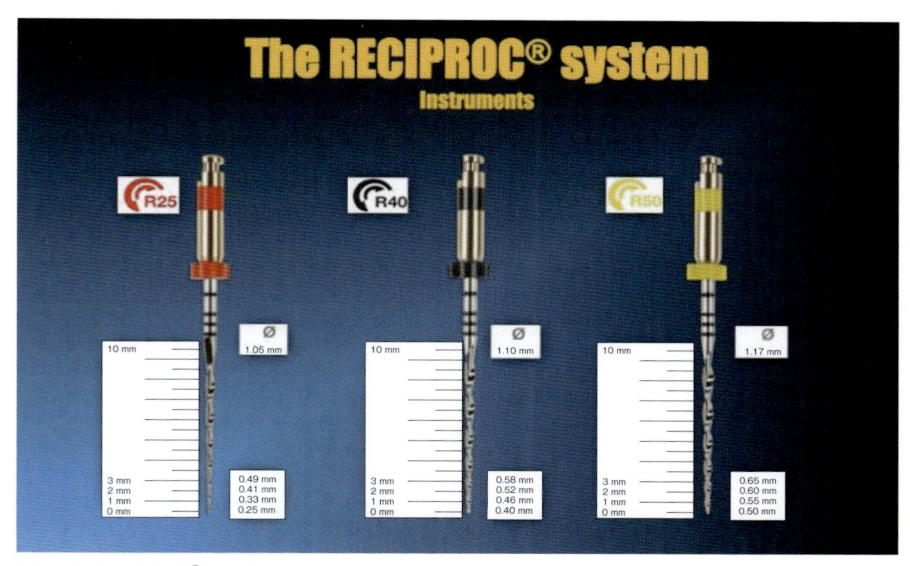

図５　RECIPROC® VDW
先端径およびテーパーの異なる３種類のファイルより構成されている［(R25：0.25, 08)（R40：0.40, 06）(R50：0.50, 05)］．臨床的にはR25が最も使用頻度が高い．

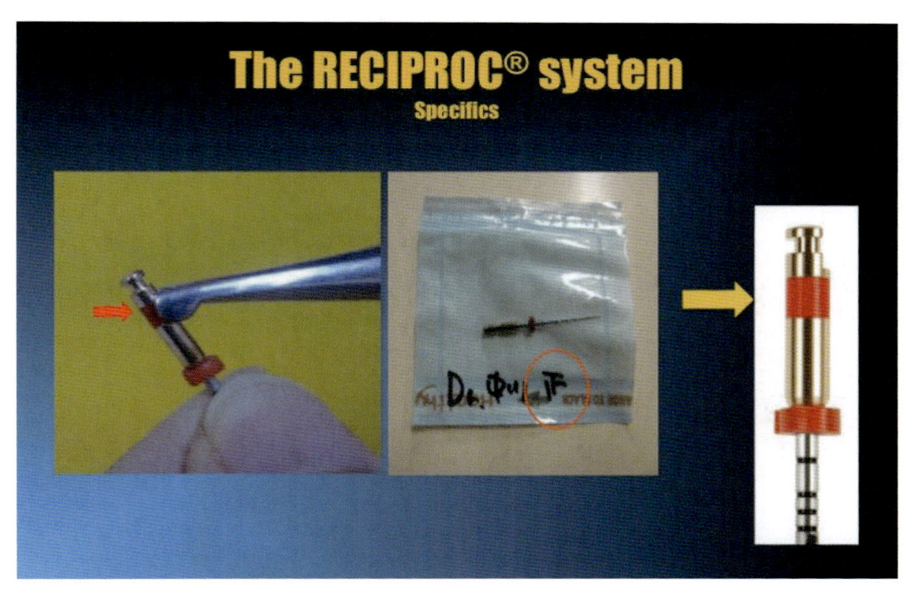

図６　RECIPROC®は，シングルユースを原則とする．
洗浄，滅菌処理も可能であるが，オートクレーブ後は矢印部が膨張しコントラに挿入不可となる．そのため当院ではクロスコンタミネーションを防止する観点から，同一患者への応用に限りプライヤー等を用いてカラーを除去し再使用可能としている．滅菌後はバックに保管し，使用回数を記入する．通常使用の範囲なら25～30根管がめどとなる．

ファイルが，シングルファイルプレパレーションが可能な機器として臨床適用されている．規格の異なるファイルは３種類あり，根管の太さ，パスファインディング，彎曲の程度といった臨床所見から選択する．それぞれのファイルに共通な事項としては，①シングルファイルプレパレーション・シングルユース，②素材としてのM-ワイヤー，③reverse cutting，④レシプロカルモーションとなっている．

2）シングルファイルプレパレーションの臨床ステップ（RECIPROC® VDW）

シングルファイルプレパレーションの登場は処置時間の短縮，根管形成の効率化

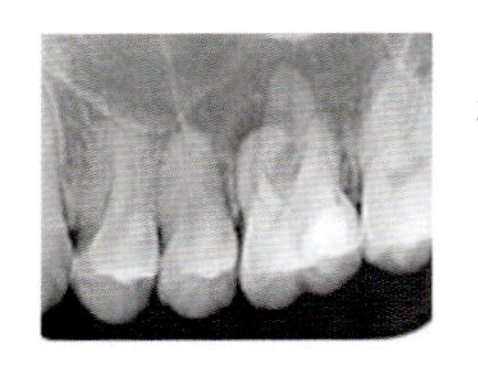

非生活歯　　　　生活歯

エックス線写真所見

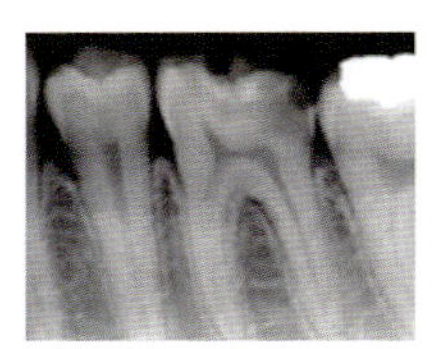

根管系の視認度（太い根管・細い根管）
#10-#15K によるパスファインディング
根尖孔を基準に EMR←WL（作業長の設定）
・細く彎曲した根管 R25
・彎曲があり根尖孔の大きな根管 R40
・比較的直線状でかつ根尖孔の大きな症例 R50

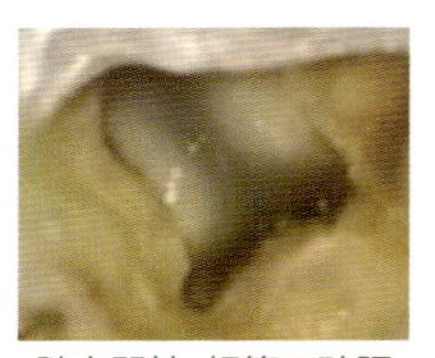

髄室開拡・根管口確認

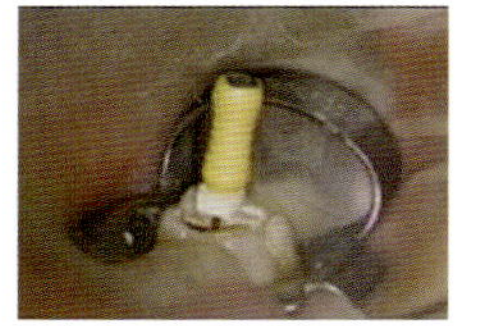

Straight line access

Coronal 2/3 preparation
EDTA ペースト併用，歯冠側形成
なめらかなアップダウン形成
引き上げ時に外彎側歯質のブラッシングモーションによる削去
Cervical delta（エンド三角）の除去による直線化

Root canal cleaning
大量の切削粉が生ずるため根管清掃は頻繁に実施する

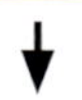

根尖孔までの形成

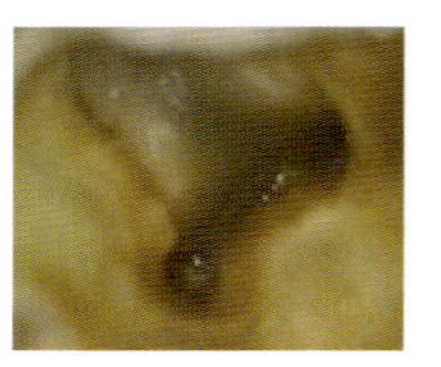

根管形成後の根管口

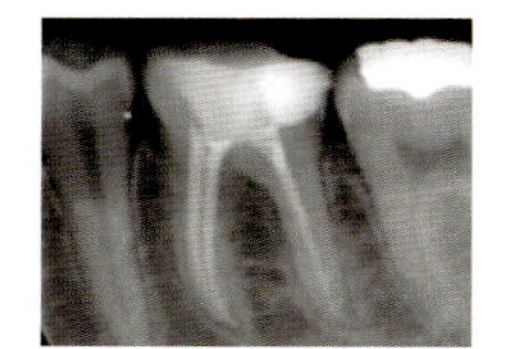

根管充填後の状態

図７　シングルファイルプレパレーションの流れ

などエポックとして特記される．これはM–ワイヤー製のファイルとそれぞれの対応ファイルの適正運動をプログラムしたモーターシステムから構成されている．これらの開発にはYaredが深く関わっている．ファイルは３種類あり，根管の太さ，パスファインディング，彎曲の程度といった臨床所見から選択する．

根管を１本のファイルのみで形成を行う場合，従来法に追加された以下の手順で実施される．

①エックス線写真による根管系の確認（根管系の視認度による）
②髄室開拡（根管口－根管上部への直達性の確保）
③ファイルの選択（①およびパイロットファイルの抵抗：グライドパス，passively）
④根管上部 2/3 の形成
⑤作業長の確認（EMR）
⑥フルプレパレーション

RECIPROC®によるシングルファイルプレパレーションは，①１本の shaping file によるテーパ規格根管形成と，② matched tapered single cone 法による精度の高いモノコーン根管充填より構成されている（図７）．しかしながら，根管を１

本のNiTiファイルで形成するといっても，髄室開拡後すぐに根管内にファイルを挿入し形成を行うことには無理がある．RECIPROC®のファイルラインアップのなかで最も使用頻度の高いR25（先端口径0.25，08テーパー）を用いて根管形成を行う場合の最低限の基本技術は，①パイロットファイル（#15K or #20Kによる根管経路の確保），②apexを基準とするEMR値の測定，である．エックス線写真を参考に根管形状を確認し，根尖孔までのパスファインディングを行う．パスが容易な症例では，パイロットファイルを根尖孔まで進め，EMR値を求めWL（作業長）とする．また事前に根管処置が施された再治療等の症例では，ガッタパーチャの除去等が必要となる．

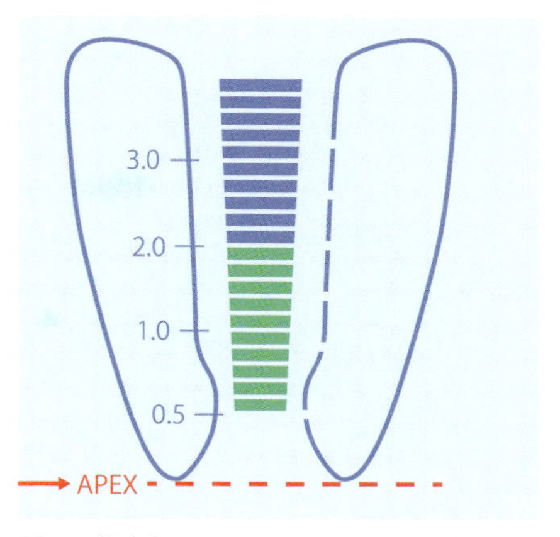

図８　根尖部におけるファイルの到達位置とEMR表示

根管口の狭窄，石灰化による閉塞，齲窩の状態によって，パイロットファイルの挿入が困難な場合もある．この場合，先に述べたガイド形成を行って根管経路を確保する．いずれにせよ，根尖までの経路が確立されない症例では本処置の臨床適応はない．解剖学的根尖と実際の根尖孔との間にギャップがあり，スムーズなパスファインディングが困難な場合，根尖部における根管形態の修正を行う．この場合も先に示したように，ファイルにapical precurveを与え，またapical control zoneを確保する目的でpassive H file technique（#15H → #25H → #20H → #15H）

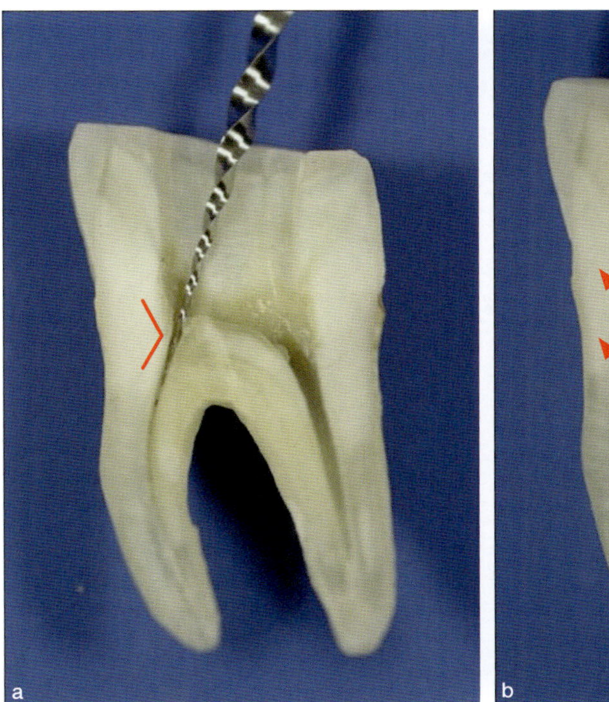

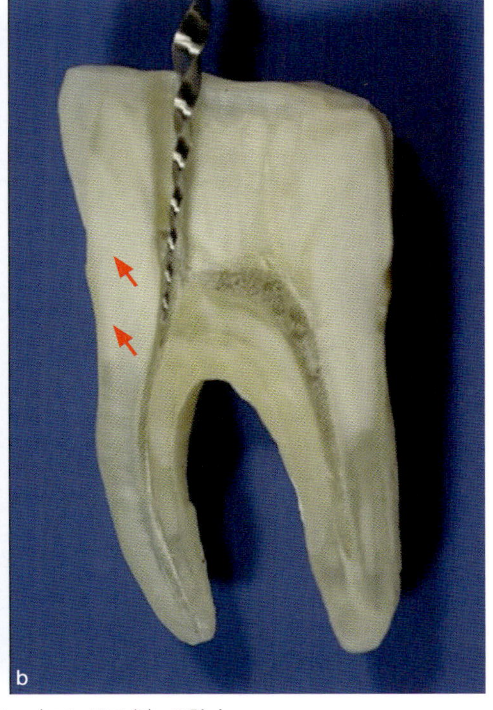

図９　ブラッシング（かき上げ）によるcervical delta（エンド三角）の除去
根管形成の課程でファイルにて根管外彎側を削去し，cervical delta（エンド三角）の除去をはかるとともに根管の直線化（straight line access）を行う．

を行う．

ファイル選択の基準となる根尖孔径は，おおむね15〜25号の間にあるとされる．歯根の吸収等，患歯の臨床診断名によっても異なることが推定されるが，ファイル選択にあたって，①根尖部に未切削領域を残さない，② EMR 値の妥当性，③感染領域の把握，④根管充填法の選択，⑤根尖孔径の計測を考慮する．

形成にあたっては，ペースト系の EDTA 製剤を潤滑剤として併用する．相当量の切削粉が形成されるため，1 根管につき 1 〜 2 回，5%の次亜塩素酸ナトリウム溶液で洗浄する．また，形成時適宜ファイルに付着した切削粉を拭う．

一方，パイロットファイル（#15 or #20）で根尖孔までのパスが確保され作業長が確定したにもかかわらずファイル先端が根管を適切にとらえていない等の理由により RECIPROC®が作業長まで到達しない例がある．この場合，

①無理をしない，根尖方向へ押し込まない → 破折の危険性大

②通過障害への対応

・切削粉等による目詰まり→ EDTA による除去

・C⁺ファイル等，スカウティングファイルによる再疎通

をはかる（表 1）．また作業長を確定後形成を行う場合，根管の長軸に対して根尖経路にずれがあると，RECIPROC®が根尖に向かって進みにくい．このような場合に，ファイルにアダプター（NiTi Manual Handle Adaptor）を取り付け，手用形成で根尖経路を探ることを試みる（図 10）．

シングルファイルプレパレーションが可能か否かは，根尖孔までの経路の確保にある．すなわち前記③までの過程が重要な意味を持つ．これらの操作は，ファイルの選択や根管形成を安全に行う為のガイドとなる．NiTi ファイルは先進切削性のあるファイルではなく，根管を開ける機器でもない．また，そのような使用法は事故にもつながる．根尖孔に至るパスファインディングによってファイルの通り道を確保することが形成の第一歩である．次いで，それぞれ #10，#15，#20 の K ファイルによるグライドパスを試みる．これはファイル選択のための基準でもあり，表に示すような手順で実施される．いずれの操作も有効な根管清掃材の使用下に行われるべきである．

シングルファイルプレパレーションの流れ（RECIPROC®による根管形成）

①正確な根管長の設定

②リズミカルな上下運動

③切削抵抗を感じないファイルの押し込みは×

④詰まりを感じたら，感染根管→ EDTA，抜髄根管→ NaOCl で対応する

⑤形成にあたっては WL の 1/2 まで形成，切削粉を拭って根管洗浄 path を確認後，次いで根尖まで形成

⑥根尖孔径の確認（作業長にて）

⑦症例によってはハンドファイルにて穿通および仕上げ形成

表1　Initial file（#15 or #20）で根尖孔までのパスが確保され作業長が確定したにもかかわらずRECIPROC®が根尖まで到達しない場合の対処法

①無理をしない，根尖方向へ押し込まない → 破折の危険性大

②通過障害
- 切削粉等による目詰まり
- C^+ ファイルによる再疎通
- EDTA

③根尖部根管形態の修正
- apical precurve
- apical control zone の確保 → passive H file technique [#15H → #25H → #20H → #15H]

- NiTi Manual Handle Adaptor の使用

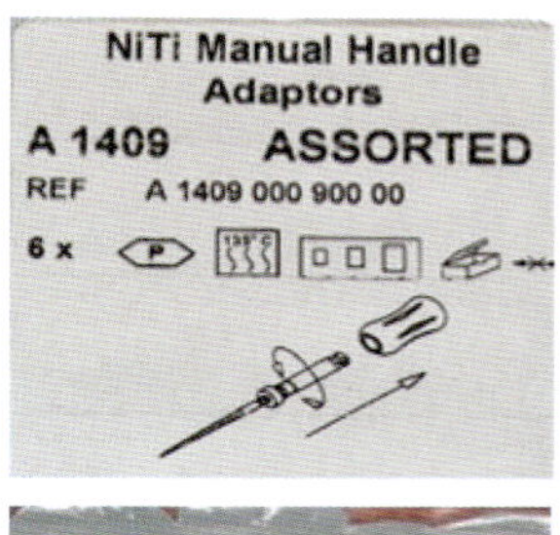

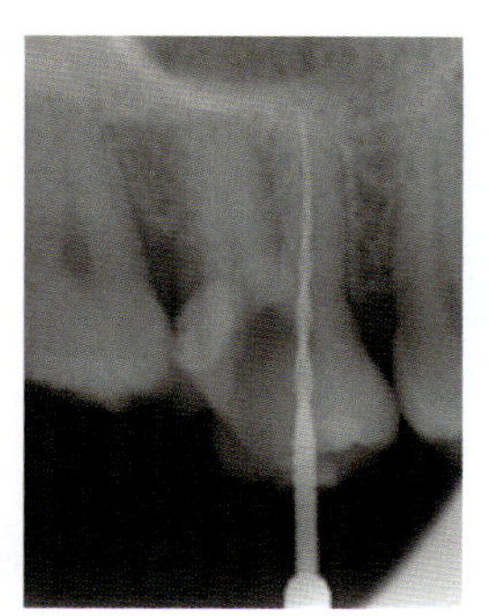

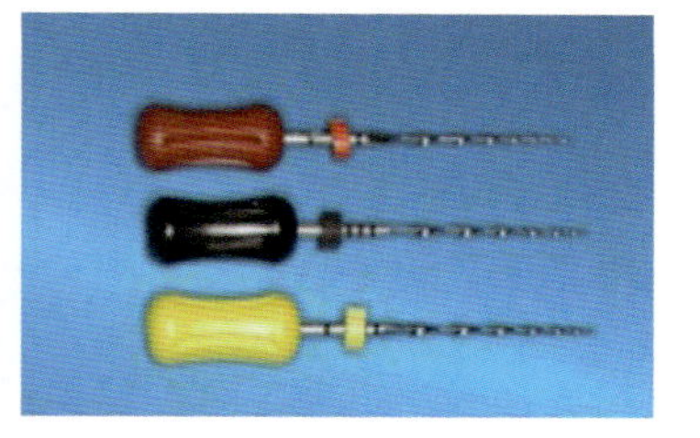

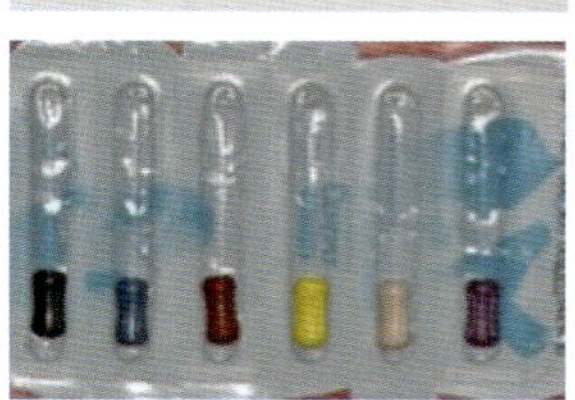

図10　NiTi Manual Handle Adaptors
パスファインディングおよび作業長を確保後RECIPROC®による形成を行う場合，根管の長軸に対して根尖経路にずれがあるとRECIPROC®が根尖に向かって進みにくい．
このような場合にファイルにアダプターを取り付けマニュアル形成で根尖経路を探ることができる．

彎曲の強い根管におけるファイルの連続的な全回転運動は大きな繰り返し曲げ運動・疲労をファイルに与える．ファイル破断の解析では，破断は先端から4～5mmの部位に集中し，先端部の拘束が認められるケースに多い（図1～3）．

ファイル破断の状況は，特に連続的な回転運動において①繰り返し曲げ疲労(fracture due to flexural fatigue)，②先端拘束・ねじれ疲労（fracture from binding tortional fatigue），③ねじれ疲労（fracture from torsional fatigue）に分類される．術者は根管形態とファイルの損耗，耐使用回数に注意を払うとともに，NiTiファイル使用にあたっての術前処置（適切な髄室開拡，根管口部の処理，パスファインディング等の根管内における規制除去）に留意すべきである．実際には，形成にあたって先端部に応力が集中するような形成を避ける，根尖部に向かって強く押し込むような形成をしないといった配慮が必要となる．このような破折を回避するために，専用モーターにはある一定のトルクがファイルにかかった場合，逆回転によって破断を避ける機構を備えているものが多い．しかしながら，彎曲が強く

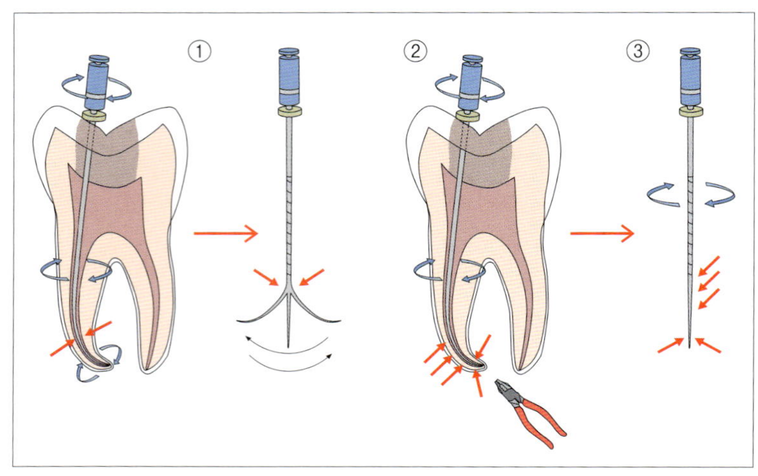

図1　ファイル破折の3態
①繰り返し曲げ疲労，②ねじれ疲労，③先端拘束・ねじれ疲労．

Chapter 7

安全な根管形成のために ファイル破折を考える

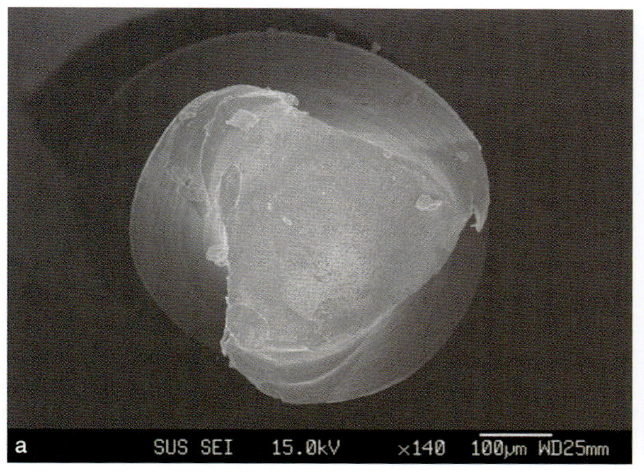

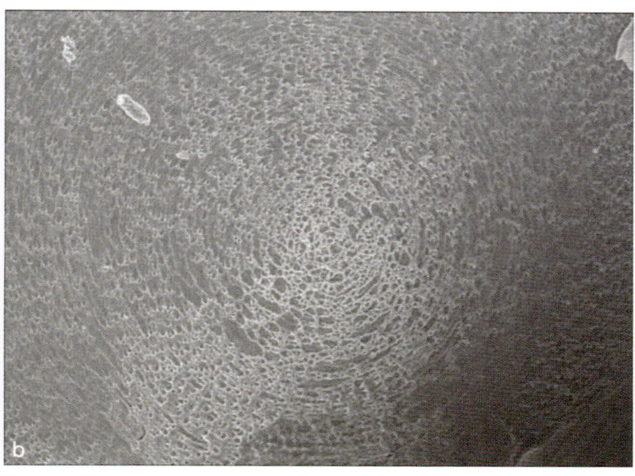

図2　ステンレススチール製ファイルの破断面（八ツ橋，中川ほか，2005.[5]）
bの拡大像では同心円状の構造が認められる．

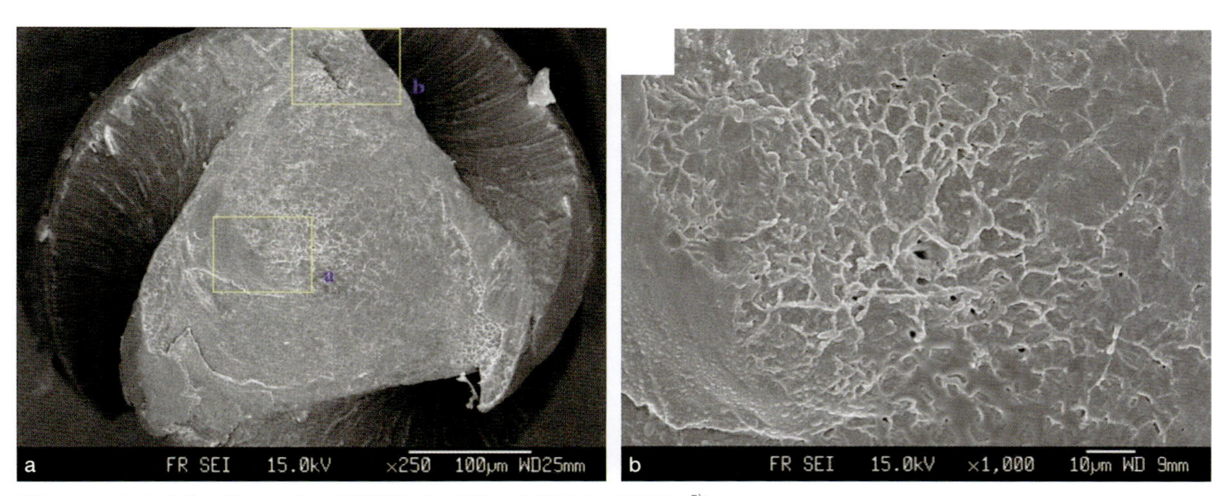

図3　ニッケルチタン製ファイルの破断面（八ツ橋，中川ほか，2005.[5]）．
ファイルは大きな変形を伴うことなく破断する．bの拡大像では破断面にディンプル形成，ピット（小孔）形成が認められる．

ファイルが根管内で拘束されることが多いケースでは，根管形成時にこの逆回転－リース機構が頻繁に発生し，根管の切削効率を著しく減弱する．必然的に形成を急ぐ術者はファイルを根管に押し込むこととなり，ここで破断の危険が増加することとなる．

① ファイル素材と破断面の特徴

ステンレススチールファイルは破断に至る間に大きく変形し，その破断面には中心部から外周部にかけて同心円状構造物やファイルの破断面全体に亀裂が認められた．このことは破壊性変化がファイルの中央部に生じ，それが徐々にファイルの外周部に波及し，延性破壊をファイル全体的に生じ破折したと考えられる（図2）．それに対してNiTiファイルの破断面は，一様な破断様相を示していなかった．NiTiファイル破断面は脆性破壊（へき開破壊）を示し，粒状破面でギラギラした外観，破面は平坦であり材料に垂直，シェブロン模様を特徴とする．NiTiファイルは，限界を超えると突然破断し，破断面の中央部では金属破壊の典型的な像であるディンプル形成が観察されたが，ファイルによって観察される部位にかなりの差異があった（図 3）．またファイルの表面から亀裂が発達し，ファイルの長軸に沿って進む多数のクラックと線条構造が観察され，急速に脆性的な破壊が発生する．そしてこれは，「音もなくやってくる」．

② NiTi ファイルの疲労に関して

ステンレススチールファイルは，一般的に突然破折を起こすことは少なく，破折する前にその徴候が観察される．それらは，ねじれ，のびといったものである．しかしながら NiTi ファイルは，前述のようにそのような徴候を認めることなく突然破折することが知られている．すなわち NiTi 合金は塑性変形を起こしにくいため，荷重負荷の限度や金属疲労に気づかず，根管内でファイルの破折を起こす可能性が大きいとされている．ステンレススチールファイルに比較してファイルにのびやねじれが現れにくいので，より精密なチェックと管理が必要である．

③ ファイル破折と根管形態

NiTi ファイルでは根管の狭窄部分においてファイルの先端が拘束されると破断に至る（図 4a）．このことから，ファイルの先端部を拘束させることなく根管形成を行う必要がある．あらかじめ手用ファイルでパスファインディングを行い，その経路に対してガイド形成を行うことにより，より安全に形成を行うことができると考えられる．また NiTi ファイルはその性格上，エンジンリーマーのような穿通力を有しているファイルではなく，開かない根管を開ける機器ではない．どちらかというとパスが通っている根管に対してその形態を変化させることなく広げていく道具であると考えていたほうが安全である．ところで上顎小臼歯など 2 根管が 1 根管に合流しているような場合には，あらかじめエックス線写真で確認が必要である．一方向からの形成が終了したあとに，残った根管のもう一方向から形成を行う場合に，特に合流部付近で先端部の拘束が起きやすい．このことを回避するために，手用ファイルなどでより慎重な根管の診査が必要と考えられる（図 4b）．NiTi ファイルのみで根管形成を行うという考えよりも，よりファイルにテンションをかけないような術式を考察するべきであり，NiTi ファイルの単独使用ではなく，手用ファ

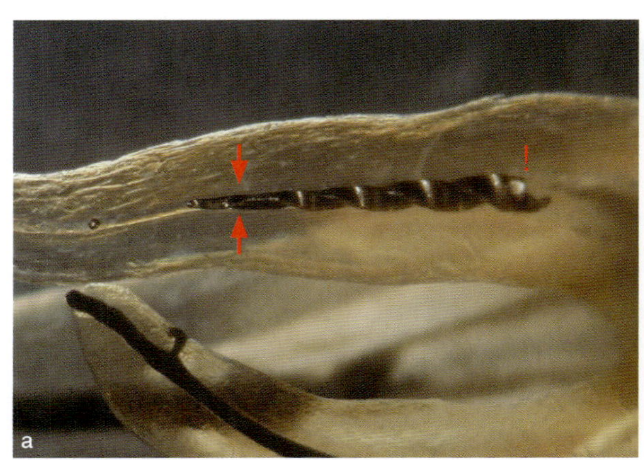

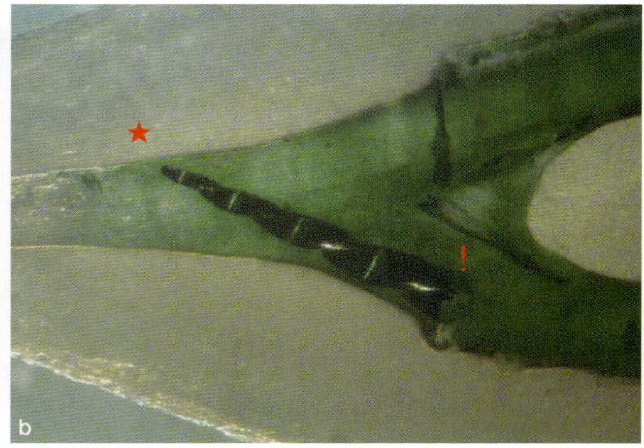

図 4　根管内におけるファイル破断の状態を示す歯牙透明根管模型

a. 先端拘束・ねじれ疲労による破断（K3）．

b. 2-1 タイプの根管における先端拘束による破断（プロテーパー）．2 根が合流する部位ではファイルの食い込みが生じやすい（★）．

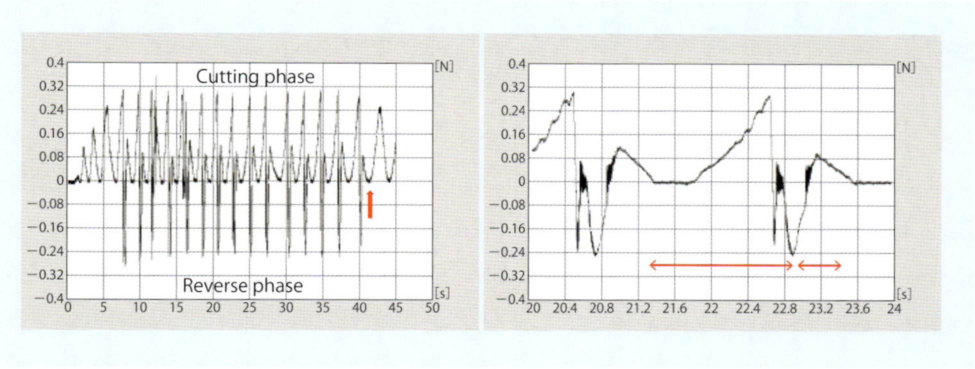

図５　全回転運動による根管形成時１サイクルのトルク変化（中川，笠原ほか，2014.[6]）
プロテーパー F2 による根管形成状態を根管模型に加わるトルクの連続変化として記録.
Cutting phase から食い込み回避の reverse phase に転ずる正逆同値のトルク変化が記録されている.
Reverse phase にあっても複数回の正逆変化が認められる.
本例では正逆くり返しの結果，矢印の時点でファイルが破折した.

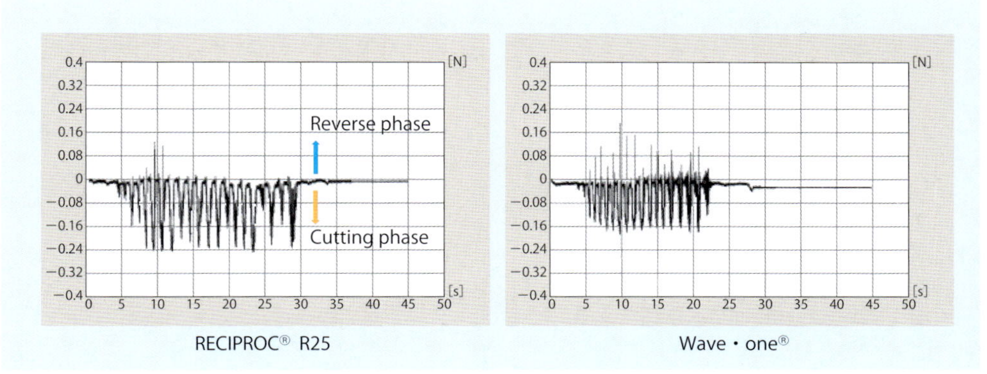

図６　連続往復運動による根管形成時のトルク変化（中川，笠原ほか，2014.[6]）
レシプロカルモーションによる根管形成状態を根管模型に加わるトルクの連続変化として記録.
RECIPROC®と Wave・one®は刃部が逆相に付与され反時計回りで切削が行われ，グラフではマイナス側にトルクがかかっている状態が示されている．一方，プラス側にはトルク値が認められず，時計回りの負荷が少ないことを示している．スパイク状の値はレジンブロック根管への食い込みを回避した際に生じた.

イルも併用して根管形成を行う必要がある.

④ レシプロカルモーションとファイル破断

レシプロカルモーションがファイル破断に与える影響について，正逆回転時の根管切削に伴うトルク値と根管形成・切削の状況を確認する手段として形成時に根管に加わるトルク値の変化ならびに切削サイクルを連続的に記録し，その推移を可視的に検討した．根管模型として Dentsply 社製レジントレーニングブロックを採用した．計測は正逆回転自由としたブロックの回転反力を高精度･微少ロードセル（昭和測器社製 WBJ1N）にて検出し DS-8000 デジタル指示計（昭和測器社製）にて記録・表示する機器を考案し作製した.

その結果，連続往復運動を行う RECIPROC®および Wave・one®では，時計回りの回転で示されるプラス方向の負荷がほとんど認められていないのに対して反時計回りでの負荷が連続的に記録された（図５，６).

既定された器具により形成された根管は，最終使用ファイルの形態が反映され，根尖孔を基準とし規格化されたテーパーを有する根管形態を有する．したがって，これらの根管に対する根管充填法には主として垂直加圧根管充填法が適用されるが，一般的には最終形成ファイルのテーパーおよび形態に一致した非規格ガッタパーチャポイントによる根管充填術式である matched taper single cone 法が評価・検討されている．Gordon らは，matched taper single cone 法は側方加圧根管充填に比較して，充填操作所用時間が有意に短かったと報告し，Guess らは，matched taper single cone 法に加温加圧根管充填法の一つである continuous-wave obturation 法を組み合わせることにより，高い根管填塞率が得られたことを報告している．

① テーパー規格ガッタパーチャ

RECIPROC®による根管形成と提供されるガッタパーチャポイントによってあらかじめ決められたテーパーに最終形成された根管に対して，これと同等の形態・テーパーを有するガッタパーチャポイントを適合させる術式は理論上可能である．この場合，①ガッタパーチャポイントの性状・追従性，②根管の封鎖はポイントのみで

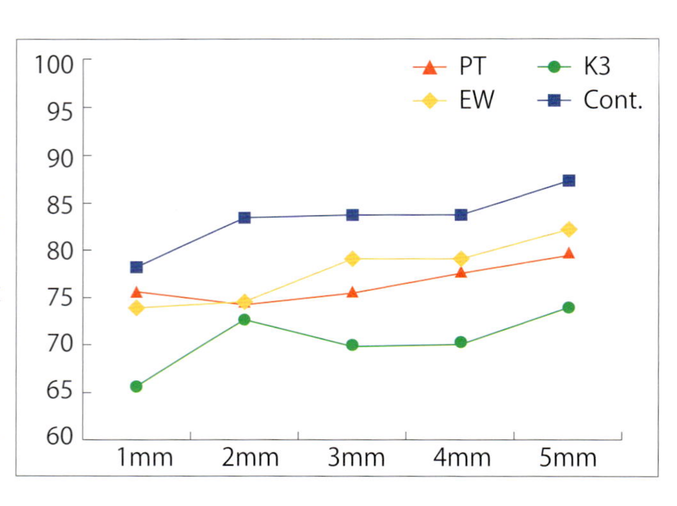

図 1　Mached taper cone 法による根管填塞率の比較（八ツ橋，中川ほか，2005.[7]）
PT：Protaper F2，K3，EW：Endwave，Cont.：対照（側方加圧根管充填）．
標準術式で行われた対照群と比較し根管各部位におけるガッタパーチャの填塞率は 5 ～ 10％低い．また各ファイルとガッタパーチャポイントとの適合性にも左右される．#25,06 テーパーにおける検討．

Chapter 8

根管充填

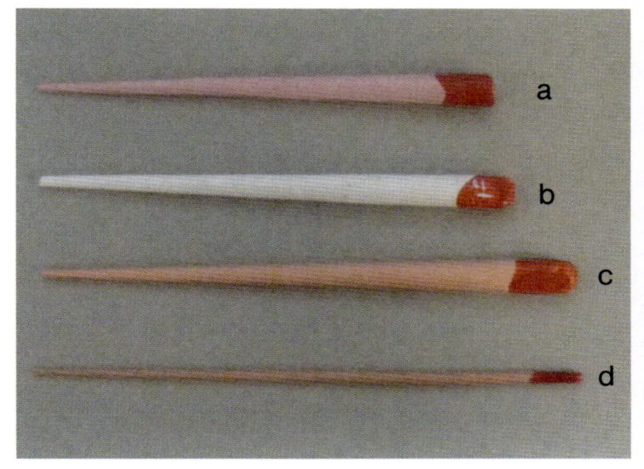

図２　各種のテーパー規格ガッタパーチャポイント
a～c：#25, 06 テーパー, d：#25, 0.02 テーパー（ISO）.

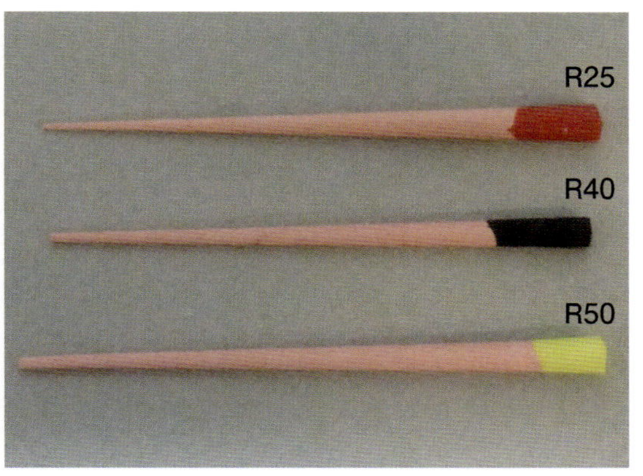

図３　RECIPROC®対応のガッタパーチャポイント
Mached taper cone（MTC）法においては，それぞれの形成ファイルに応じたポイントが使用される．

達成できない点，③応用シーラー，④残余の根管空隙の封鎖，などに留意する必要がある．単純なシングルポイント法としての根管充填では，必ずしも良好な根管充填のクオリティを維持することはできない．

② 根管シーラー

根管充填用シーラーは，根管充填に応用される材品のなかで最も根尖部周囲組織と接触することの多い材品であることから，その生物学的特性，物理学的性状などについての要求も高い．本材の使用目的は主として，固形充填材と根管壁との間隙の充塞，また単独充填の場合における根管の充塞にある．

材品の形状からすると，粉液タイプのもの，２ペーストタイプのものが一般的であるが，従来選択の基準とされた効果すなわち生物学的性状に加え，どのような充填術式に併用するのかも考慮する必要がある．たとえば，一般的な側方加圧根管充填に対してはそれぞれの特性が十分発揮できる（物性，生物学的特性）ものであっても，加温軟化ガッタパーチャ充填に際し，ガッタパーチャとともに加温される可能性のあるものでは，瞬時に硬化が開始され，流動性，被膜厚さ，封鎖性などが著しく損なわれる可能性を考慮すべきである．

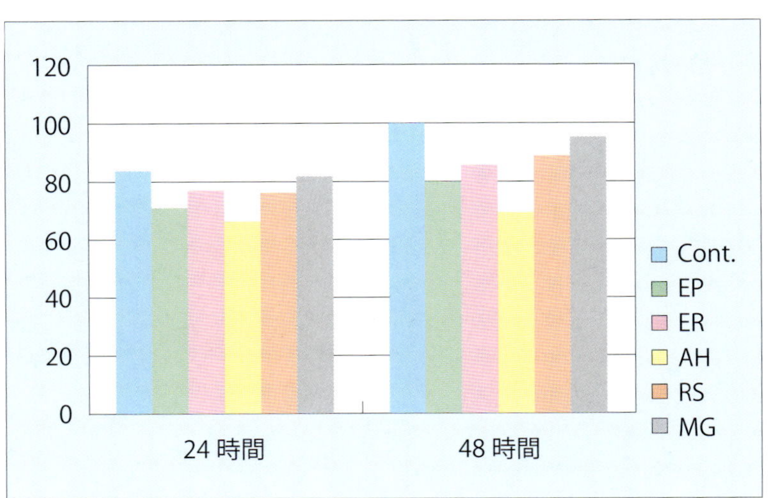

図４　ガッタパーチャポイントと併用される根管シーラーの細胞毒性の比較（齋藤，中川ほか，2010.[8]）
EP：エピファニー，ER：エンドレッズ，AH：AH プラス，RS：レジオン，MG：MGO シーラー，Cont.：対照．100％に近いほど細胞毒性が少ない．

③ 根尖孔の拡大・移動と over extention

多くの NiTi システムでは，根尖孔を基準に根管形成を行う．また根管に与えられるテーパーはファイル先端部で 06 〜 08 と大きい．その結果，作業長を逸脱しての過形成は根尖孔を規定よりも大きく拡大することになる．たとえば根尖部 #25，08 テーパーのファイルが 1mm 突出すると，根尖孔は #25 から #33 まで拡大される．この傾向は不慣れな時期にすべてのシステムにおいて頻発する傾向がある．また，根尖部において彎曲を伴う根管ではファイルの弾性によって根尖孔が移動する．これらのことは mached taper cone 法による根管充填の精度に大きな影響を与えることとなる．最終的な根尖孔の状態を知ること，マスターコーンの適合を試適によって確認することが重要である。

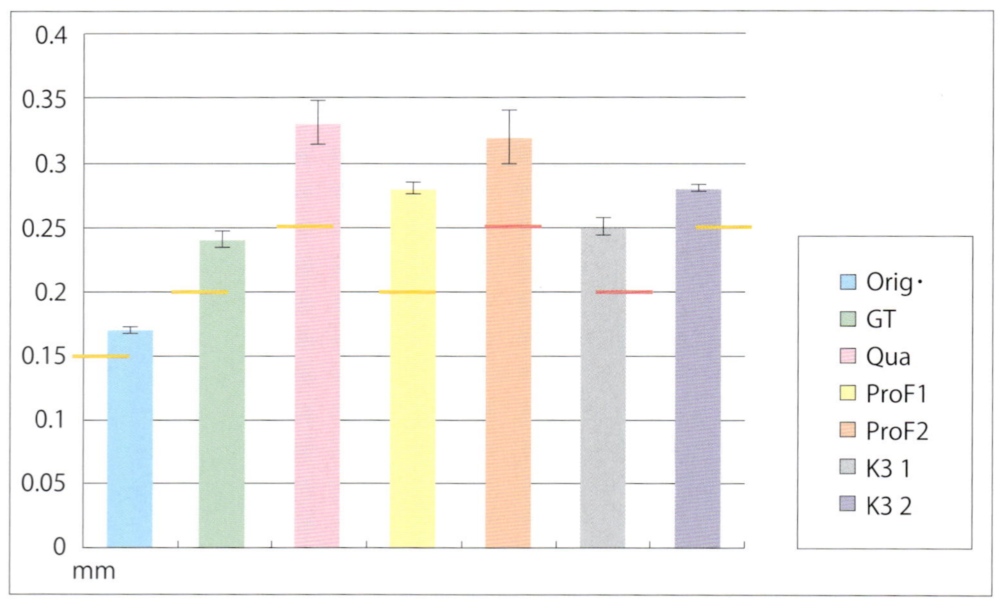

図５　各種機器における根尖孔の拡大（八ツ橋，中川ほか，2003. [9]）
根尖孔を基準とする機械的拡大操作は根尖孔径を基準値より１サイズ大きくする可能性がある．
これは根尖部でのファイルの安定維持が困難なことに起因する．それぞれのラインは，規準となる根尖孔径を示す．すべての例で規準より拡大されていることが確認された．

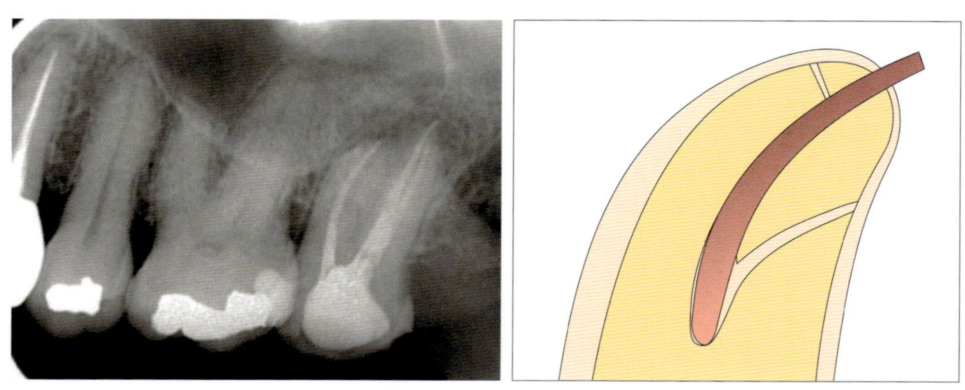

図６　Over extension from apex
Single cone technique では併用する根管シーラーの流動性とマスターコーンの根尖適合性が重要な意味を持っている．

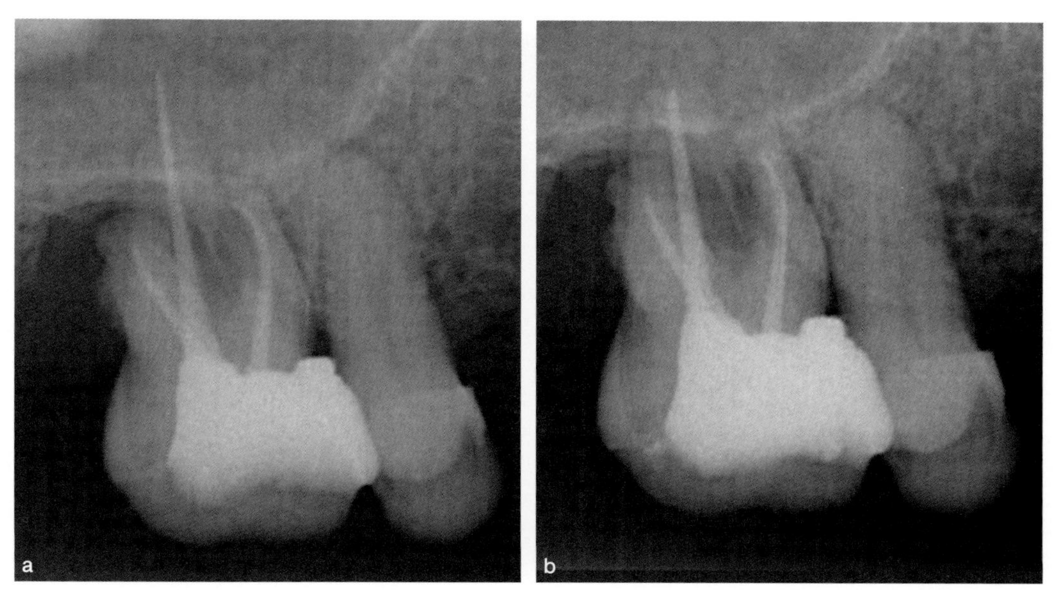

図７　根尖孔の過拡大とマスターコーンのスリップによる over extention，コーンのカットによって対応する．

Chapter 9
根管清掃

根管形態は,変異に富み複雑である．経路としても断面形態においても,バリエーションに富んでいる．特にNiTiによる根管形成では，根尖孔に至るすべての根管と根管壁に対して切削が行われることはきわめてまれである．NiTiファイルを用いて行われた根管形成において，切削領域と非切削領域について論じた報告では，切削に伴う器械的な清掃のみでは感染の排除が困難であることを示している．したがって，化学的清掃の併用によって根管内容物に対応することが重要であり，しかも状況に応じて選択あるいは組み合わせる必要がある．

NiTiファイルによる根管形成において，必須であるパスファインディングは機器応用のみならず，これと併用される根管清掃材の効果に依存することも多い．現在一般的に用いられている次亜塩素酸ナトリウムと過酸化水素水（3%：オキシドール）を用いる根管洗盪法では，主として有機性の根管内容物の溶解を主体としている．一方，EDTA製剤では無機物の脱灰を主体とするが，これと洗浄剤である次亜塩素酸ナトリウム溶液とを併用することによって強力な清掃効果を発揮することができる．一方，パスファインディングに頻用されるEDTA製剤であるが，EDTAの根管内長期応用は危険であり，特にペースト状のEDTA製剤が根管壁に長時間作用されると，根管壁の過度の脱灰が進み，壁構造が脆弱化する恐れがある．また，これによる根管壁穿孔の危険性も増大する．穿通困難な根管はすべてが目詰まりによる組織的なブロックではなく，根管形態や下位の根管に対するファイルの「当て方」によるものであることも考える必要がある．

① 根管清掃材

1）次亜塩素酸ナトリウム製剤

次亜塩素酸ナトリウム NaClO 溶液は，根管の化学的清掃に対して重要な位置を占めている．特に次亜塩素酸 ClO による強力な有機質溶解作用と消毒作用は，抜髄法においても感染根管治療においても，複雑な根管系への対応上，必須薬剤である．根管清掃材としては0.5%から10%に至るまでさまざまな濃度のものが用いられているが，その効力は濃度，量，接触時間，液温に影響を受けるので，効率的

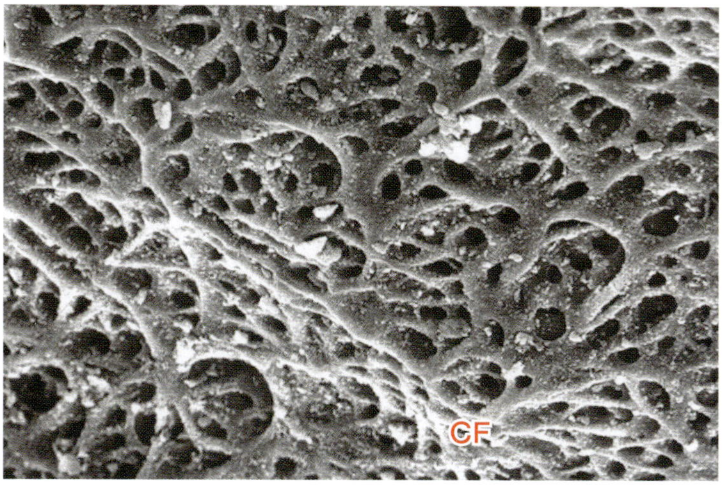

図１　抜髄後の根管壁の状態
非石灰化組織である予成象牙質（象牙前質）を構成するコラーゲン線維束が網状のネットワークを作る．抜髄によって象牙芽細胞層は剥離，除去されている．
CF：コラーゲン線維束．

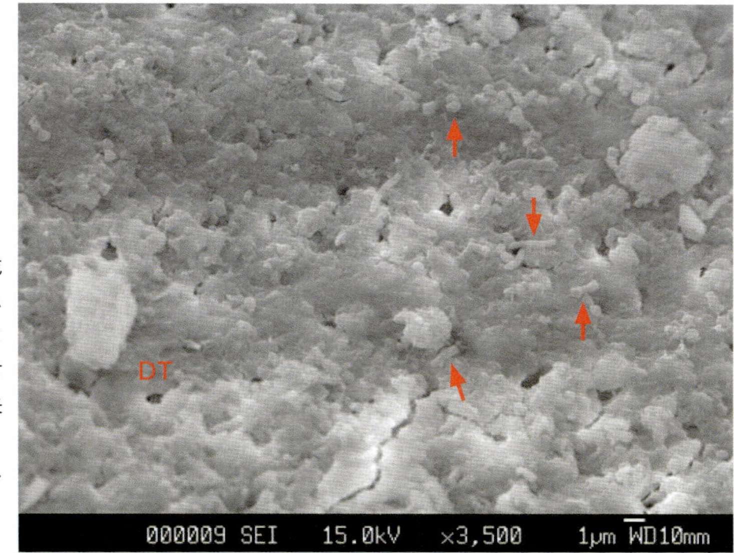

図２　感染根管根管形成後，次亜塩素酸ナトリウム水溶液とオキシドールによる洗浄を行った．洗浄の甘い領域にはバクテリア（矢印）の残存が認められる．象牙細管はわずかに開口している．
DT：象牙細管の開口部．

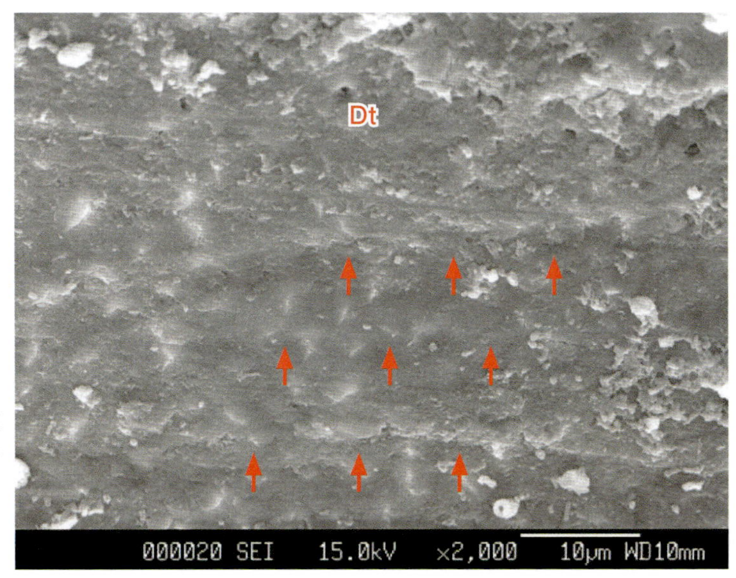

図３　NiTi ファイルによる根管形成後の根管壁
広くスミヤー層によって被覆され，一部に象牙細管の開口部が認められる（Dt）．切削に伴う削状痕が認められる（矢印）．

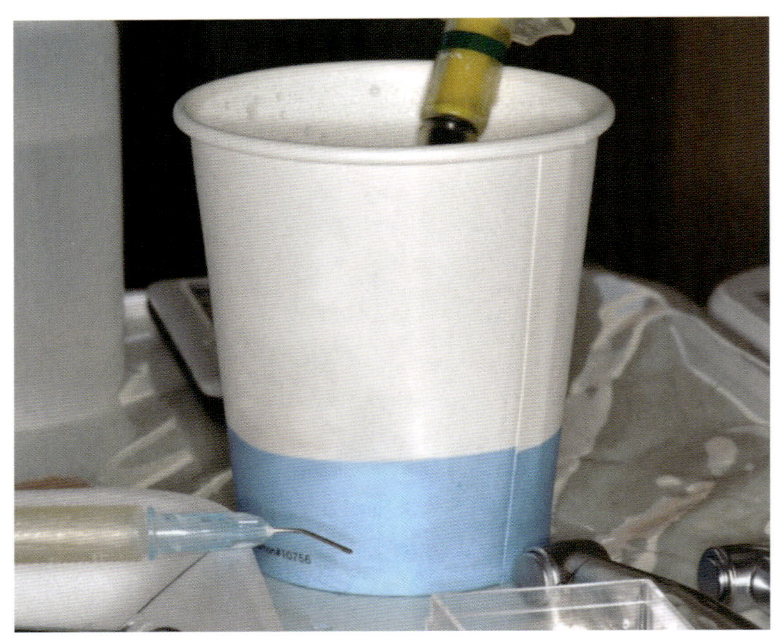

図４　次亜塩素酸ナトリウム水溶液の加温
50℃の温浴中にシリンジを投入し，加温する．

な化学的清掃のためには，効果を期待する部位への新鮮な本剤の接触時間を確保すべきである．

次亜塩素酸は，歯髄残渣および根管内の有機性内容物をすみやかに分解する効果があり，また消毒液としての作用もある．次亜塩素酸は，芽胞，細菌などの根管内に存在するものを不活性化するために３～5%の濃度のものを使用するべきである．また，次亜塩素酸は生活歯，失活歯を問わず根管治療において効果を示す．歯冠側2/3の拡大を行った根管における有機性汚染物質への対処法として，加温法がある．５～10%の次亜塩素酸ナトリウムの加温洗浄を実施した場合，主根管のみならず副根管内の洗浄効果が認められ，さらに50～60℃に加温した場合，根管内で効果的な洗浄効果が期待できるとされている．この場合，最大限の洗浄効果を得るためには，根管内を次亜塩素酸で密に満たす必要がある．次亜塩素酸を温め，根管内にしっかり満たし，さらに十分な作業時間を与えることが必要である．このことなしにいたずらに洗浄を繰り返しても，清掃や消毒の効果を期待することはできない．案外，「洗っているつもり」が多い．

2）CHELATING AGENTS

EDTAからなるキレート剤は，無機質成分を脱灰して浮遊した削片を取り込み，根管壁を円滑にすることである．キレート剤にはペースト状または液状のものがある．Glyde™（Dentsply社），File Care®（VDW）あるいはRC Prep™（Premier Dental Product社）はペースト状のキレート剤であり，成分としてEDTA，過酸化尿素，プロピレングリコールが含まれる．

また，駆動系NiTiファイルによる根管形成時には，潤滑材としての役割を果たしファイルの根管への進行，形成を補助する．液状のキレート剤は，根管形成に際して生成されるスミヤー層を効果的に除去する．特に機械的な駆動を行うNiTiファイルによる根管形成後の根管内壁には，大量のスミヤー層が形成されている．NiTiファイルでの形成後は，EDTAと次亜塩素酸ナトリウム水溶液で交互洗浄するのが望ましい．一分間のEDTAの作用によってスミヤー層を除去するとともに象牙細管の解放や根管の封鎖物の除去が期待できる．

② 機械的な清掃補助

超音波振動や可聴域振動を与えたファイルによって，清掃材の効果を高めることが確認されている．その目的は作用面に対して新鮮な洗浄材を供給すること，振動による物理的な増強効果，そして，ときに根管を閉塞する障害の穿通である．一方，これらの機器は併用するファイルの切削能力による洗浄の時期に注意する必要があ

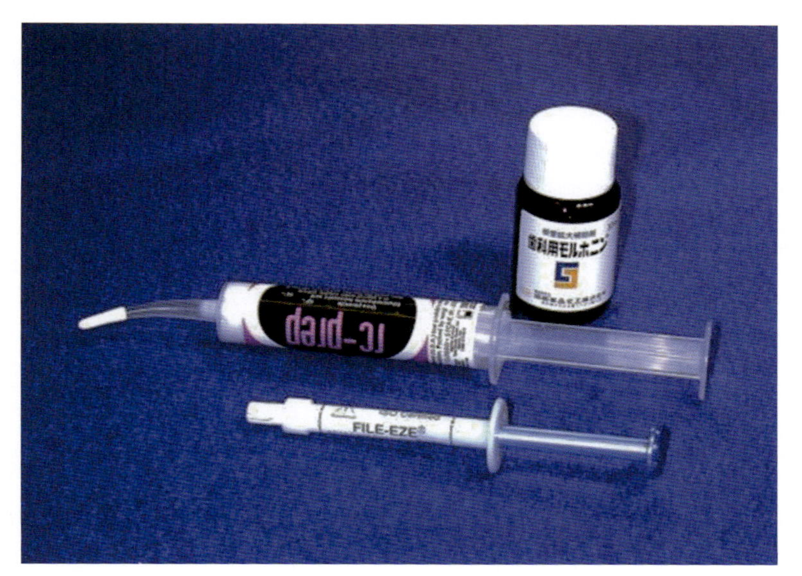

図５　EDTA 製剤
ペースト状のもの，液状のものがある．16% 前後の EDTA を含み，無機系のデブリスに対する洗浄効果が強い．

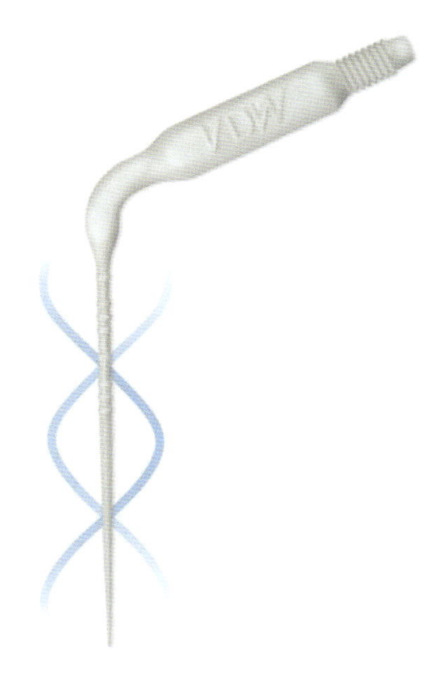

図６　エアスケーラーに装着して使用する洗浄チップ（EDDY：VDW）
根管形成後の形態に影響を与えない．

る．すなわち，振動子としてのファイルの応用が根管形態に影響を及ぼさないこと，特に形成後の根尖部のコントロールゾーンに変化を与えないことである．したがって，ファイルの洗浄を目的とした機器の挿入は根尖1/3以下の領域に適用しないようにすべきであると考える．また，形成後の根管形態に大きな変化を与えないようなプラスチック製の振動チップ（EDDY：VDW）もある．

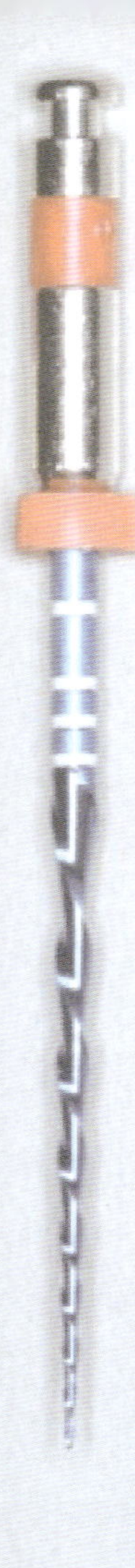

おわりに

1本のファイルとの出会いが，自身の30余年にわたるエンド－根管処置の流れを大きく変えた．NiTiファイルについては，大学在職中を通じ基礎研究と臨床を行い，学生実習にも取り入れるなど，来たるNiTi時代を考慮して学生達へのfirst exposureとしてきた．しかしながら，全回転式の第1世代，第2世代のファイルは必ずしも根管形成の効率化に寄与したとはいえず，ファイル素材や形態，動作の改良によって安全・確実な機材・術式としての地位を確立するまでには時間を要した．全回転運動に替わって注目されたのが往復回転運動（レシプロカルモーション）であり，破断限界内での根管切削によって，NiTiファイルの問題点は大きく改善された．そして，以降このシステムは日々の診療に欠くことのできないインスツルメントとなっている．本文中でも述べたが，いかにすぐれたシステムが開発され導入されても，歯内療法に王道はない．最低限の技術と知識の修得なしに，先端機器活躍の場は存在しない．そして，そこが難しい．流れは変わっても，やはりエンドは難しい．

本書には大学在籍中に多くの仲間，医員とともに研究し得たデータを盛り込むことができた．夜遅くあるいは明け方まで研究室で実験や臨床の討論したことが懐かしい．これらはすべて，浅井康宏名誉教授のご理解と援助によってなされたものである．厚く御礼申し上げたい．大学で得たもの，一番の宝は多くのよき師と素晴らしい後輩に恵まれたことである．日々の臨床，合間の研究，そして後輩の指導など，在野にあってもまだまだ道は長い．

名　称	分　類	取り扱い
RECIPROC	根管形成機器	茂久田
RECIPROC blue	根管形成機器	VDW（国内未販売）
Wave・one	根管形成機器	Dentsply
Wave・one GOLD	根管形成機器	Dentsply
PRO GLIDER	根管形成機器	Dentsply
MMC	スカウトファイル	ヨシダ
C パイロット	スカウトファイル	茂久田
D FINDERS	スカウトファイル	MANI
PF file	スカウトファイル	試作
NiTi manual handle adaptor	ファイルアクセサリー	Dentsply
X-smart plus	歯科用根管拡大装置	Dentsply
RECIPROC Direct	歯科用根管拡大装置	茂久田
ウルトラデント EDTA18%	根管清掃材	ULTRADENT JAPAN
RC プレップ	根管清掃材	白水貿易
File Care	根管清掃材	茂久田
Glide	根管清掃材	Dentsply
17% EDTA	根管清掃材	ペントロンジャパン
スメアクリーン	根管清掃材	日本歯科薬品
クロルシッド J	根管清掃材	ULTRADENT JAPAN
6% Sodium hypochlorite	根管清掃材	日本薬局方
ネオクリーナー	根管清掃材	ネオ製薬
U ファイル	根管拡大機器	ピヤス
EDDY irrigation chip	根管拡大機器	茂久田
キャピラリーチップ	根管吸引・乾燥	ULTRADENT JAPAN
カルビタール	根管消毒剤	ネオ製薬
カルシペックス	根管消毒剤	日本歯科薬品
マルチカル	根管消毒剤	茂久田
MGO シーラー	根管充塡材	ネオ製薬
エンドレズ	根管充塡材	ULTRADENT JAPAN
RECIPROC Gutta-Percha point	根管充塡材	茂久田
Zipperer Gutta-Percha point	根管充塡材	茂久田
スーパーエンド アルファ 2	根管充塡用機器	ペントロンジャパン
スーパーエンド ベータ	根管充塡用機器	ペントロンジャパン
OPMI pico MORA マイクロスコープ	実体顕微鏡	ジーシー
ブライトビジョン　マイクロスコープ	実体顕微鏡	ペントロンジャパン

文献

1）山田雅司，中川寛一，他：マイクロCTを用いた日本人上顎第一大臼歯口蓋根管の三次元的解析．第129回日本歯科保存学会学術大会プログラムおよび講演抄録集，90：2008.

2）中川寛一，他：根管形態に関する歯内療法学的検討，歯種別による副根管の発見状況ならびに臨床例の検討．歯科学報，99（3）：243-244，1999.

3）中川寛一，笠原明人，他：NiTiファイル時代の基本術式―根管経路の探り方―．歯界展望，124：447-455，2014.

4）田上隆弘，他：歯内療法処置に関する臨床X線的検討，特に上顎第一大臼歯の根端部透影像の発現状態について．歯科学報，80（2）：211-219，1980.

5）八ツ橋孝彰，中川寛一，他：根管内における破折Ni-Tiファイルの走査電子顕微鏡所見．日歯保存誌，48（2）：326-331，2005.

6）中川寛一，笠原明人，他：連続往復運動による根管形成特性に関する研究．歯内療法学会学術大会プログラム・抄録集，35，87：2014.

7）八ツ橋孝彰，中川寛一，他：0.06テーパー根管形成に対する非規格ガッタパーチャポイントによる根管充塡．歯科学報，105（5）：515，2005.

8）齋藤健介，中川寛一，他：試作根管シーラーの生物学的検討．日本歯科保存学会学術プログラムおよび講演抄録集，131：148，2009.

9）八ツ橋孝彰，中川寛一，他：NiTiロータリーインスツルメントの根管壁切切削特性．日歯保存誌，46（1）：86-92，2003.

10）Schilder H：Filling root canals in three dimensions. Dent Clin North Am., 723-744, 1967.

11）Schilder H：Cleaning and shaping the root canal. Dent Clin North Am, 18：2, 269-296, 1974.

12）浅井康宏，岡田孝，他：根管処置に関する実験的研究，特に走査型電子顕微鏡による根管清掃状態の基本的検討（第一報）．日歯保存誌，21：766-774，1978.

13）秋葉貢司，島秀一，他：生活歯に対する麻酔抜髄後の各種根管清掃剤の効果に関する走査電顕的検討．日歯保存誌，23：413-422，1980.

14）田上隆弘，浅井康宏，他：内療法処置に関する臨床X線的検討，特に上顎第一大臼歯の根端部透影像の発現状態について．歯科学報，80（2）：211-219，1980.

15）桶出誠，浅井康宏：器械的な根管拡大形成法と特徴．東京都歯科医師会誌，37：159-162，1989.

16）Blum JY, Machtou P：Analysis of forces developed during root canal preparation with the balanced force technique. Int Endod J, 30：386-396, 1997.

17）加藤広之，浅井康宏：水酸化カルシウムの根管治療剤としての応用．日歯医師会誌，50（12）：31-36，51（1）：37-44，1998.

18）中川寛一，浅井康宏：根管形態に関する歯内療法学的検討（第2報），歯種別による副根管の発現状況ならびに臨床例の検討．歯科学報，3：243-244，1999.

19）Gambarini G：Advantages and disadvantages of new torque-controlled endodontic motors and low-torque NiTi rotary instrumentation. Aust Endod J, 27：99-104, 2001.

20）Ruddle CJ：Cleaning and shaping root canal systems. Pathways of the Pulp, 8th ed., Cohen S, Burns RC eds., Mosby, St. Louis, pp.231-291, 2002.

21）Blum JY, et al.：Analysis of mechanical preparations in extracted teeth using ProTaper rotary instruments：value of the safety quotient. J Endod, 29：567-575, 2003.

22）Albrecht LJ, Baumgartner JC, Marshall JG：Evaluation of apical debris removal using various sizes and tapers of ProFile GT files. J Endod, 30（6）：425-428, 2004.

23）Webber J, et al.：The WaveOne single-file reciprocating system. Roots, 1：28-33, 2011.

24）中川寛一，山田考，他：0.06テーパー根管形成に対する非規格ガッタパーチャポイントによる根管充填．歯科学報，105：515，2005.

25）山田雅司，中川寛一，他：マイクロ CT を用いた上顎第一大臼歯近心頬側根管口部の 3 次元的観察．歯科学報，105：498，2005.

26）山田雅司，中川寛一：マイクロ CT を用いた上顎第一大臼歯近心頬側根管口の 3 次元的観察．日歯保存誌，48：19，2005.

27）Yared G：Canal preparation using only one NiTi rotary instrument：preliminary observations. Int Endod J, 41（4）：339-344, 2008.

28）Inan U, Aydin C, Tunca YM, et al.：In vitro evaluation of matched-taper single-cone obturation with a fluid filtration method. J Can Dent Assoc, 75：123-123, 2009.

29）山村啓介，中川寛一，他：試作根管充填材 MGO シーラーについて．第 31 回日本歯内療法学会学術大会プログラム・抄録集，54，2010.

30）Gambarini G, et al.：Cyclic fatigue resistance of nickel-titanium rotary instruments used in reciprocating or continuous motion. J Endod, 36（3）：563, 2010.

31）You SY, et al.：Efficiency of reciprocating preparation in curved root canals. J Endod, 36（3）：584, 2010.

32）West JD：The endodontic glidepath：secret to rotary safety. Dentistry Today, 29（9）：86-93, 2010.

33）中川寛一，荒木謙太郎，他：Reciprocal motion による根管形成　Single File System が根管処置を変える．The Quintessence，2700-2706，2012.

34）杉美穂，中川寛一，他：試作ダブルテーパー H ファイルによる根管の探索．日本歯内療法学会学術大会プログラム・抄録集 35 回，88，2014.

35）中川寛一，笠原明人，他：連続往復運動による根管形成特性に関する研究．日本歯内療法学会学術大会プログラム・抄録集 35 回，87，2014.

36）山田雅司，関谷紗世，他：日本人上顎第一大臼歯の根尖側 3-6mm の形態分類と観察 マイクロ CT を用いた研究．特定非営利活動法人日本歯科保存学会学術大会プログラムおよび講演抄録集，142：52，2015.

索引

【著者略歴】

中川寛一（なかがわ かんいち）

1979年　東京歯科大学卒業
1983年　東京歯科大学大学院歯学研究科修了　歯学博士
2002年　東京歯科大学教授（歯内療法学）
2012年　ホワイト歯科グループ熊本　統括院長
2014年　神奈川歯科大学大学院歯髄生物学講座客員教授

【役職等】

日本顕微鏡歯科学会理事
米国 Pacific Endodontic Research Foundation 認定指導医
Zipperer VDW Germany　公認インストラクター
日本歯内療法学会　　指導医
日本顕微鏡歯科学会　指導医
日本口腔顔面痛学会　指導医・専門医

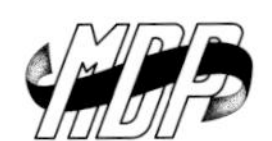

ONE FILE ENDO の臨床
根管を１本のファイルで形成するために　ISBN 978-4-263-44493-1

2017年４月10日　第１版第１刷発行

著　者　中　川　寛　一
発行者　白　石　泰　夫
発行所　**医歯薬出版株式会社**

〒113-8612　東京都文京区本駒込1-7-10
TEL.（03）5395-7638（編集）・7630（販売）
FAX.（03）5395-7639（編集）・7633（販売）
http://www.ishiyaku.co.jp/
郵便振替番号 00190-5-13816

乱丁，落丁の際はお取り替えいたします　　印刷・木元省美堂／製本・皆川製本所